『よくわかる医療機器の許認可申請』

追加情報

　令和2年12月25日に公布された厚生労働省令第208号「押印を求める手続の見直し等のための厚生労働省関係省令の一部を改正する省令」及び同日に発出された薬生発1225第3号厚生労働省医薬・生活衛生局長通知「押印を求める手続の見直し等のための厚生労働省関係省令の一部を改正する省令の公布及び施行並びに薬事関連通知の押印等の取扱いについて」により、本文中にある各種申請、届出等における押印、署名については、GLP及びGCPに基づく報告書等の署名を除いて、令和2年12月25日以降不要となっている。

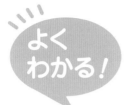

よく
わかる！

医療機器の
許認可申請

小泉和夫 著

薬事日報社

はじめに

　最近では、体温計や人工呼吸器などの医療機器についての話題が多く語られるようになりました。また、身近な医療機器として多くの人にコンタクトレンズが使用されています。

　これらの医療機器を販売等するには、「医薬品、医療機器等の品質、有効性及び安全性の確保等に関する法律」（略称：薬機法、医薬品医療機器法、医薬品医療機器等法）に従って許可や承認などの手続きが必要です。これらの手続きを的確に行なうためには、薬機法をはじめ関連の政省令、告示、通知などで定められた規定に従って行なわなければなりませんが、これらの規定は全体では膨大なものとなるため、これらの業務に携わる初心者にとってはその業務のイメージがなかなかつかめないのではないかと思います。

　本書では許認可申請を中心とした薬機法による手続きについて、初心者の方が早く実務に精通できるよう、法令や通知で求められている事項をできるだけ具体的に解説しました。本書をひととおり読んで頂ければ許認可等業務に求められている規定の全体像のイメージをつかんで頂けると思います。法令や通知では、場合に応じて細かな規定をしている場合も多いですが、本書ではあまり細かな規定は省いてできるだけわかりやすく説明しています。

　なお、本書では動物専用医療機器については対象としていません。また、体外診断用医薬品についても、薬機法では医療機器と同様に扱われていることが多いですが本書では説明を省略しています。

本書の利用にあたってのおことわり

　本書は法令等による一般的な要求事項を解説したものです。実務における個別事項に関しての判断は、その時点における様々な要素により影響を受けるので、本書の説明どおりとなるとは限らないことをご承知下さい。このため、本書の記載事項に関連して本書の利用者に何らかの損

害等が生じても一切責任を負うことはできませんので、必要に応じて、関係の法令、通知等を参照するとともに、関係行政機関等と相談するなどしてください。

目　　次

A　薬機法と医療機器

1　法に定める医療機器

これは医療機器？

1.1　医療機器の定義

　「医薬品、医療機器等の品質、有効性及び安全性の確保等に関する法律」（以下「薬機法」という）で定められている定義では、医療機器とは次の①②③④のすべてを満たす物（物にはプログラムも含む）のことである。

①人若しくは動物の疾病の診断、治療若しくは予防に使用することを目的としている、又は人若しくは動物の身体の構造若しくは機能に影響を及ぼすことを目的としている。構造・機能に影響とは、例えば形を変える、機能を増加、補助、又は抑制することである

②その物は機械器具等である。これは医薬品ではないことを示すもので、わかりやすくいうと、①の目的を達成するために薬理学的及び／又は免疫学的作用を利用していないか利用していても補助的に過ぎないものであることをいっている。

③薬機法施行令別表第1に定められた類別に該当している。この別表中には、機械器具として「手術台及び治療台」など85類別、医療用品として「エックス線フイルム」など6類別、歯科材料として「歯科用金属」など9類別、衛生用品として「月経処理用タンポン」など4類別、プログラム及びプログラムを記録した記録媒体としてそれぞれ疾病診断用のプログラムなどの3類別が示されている。このほか動物専用医療機器が規定されている。

④薬機法に定める再生医療等製品に該当しない。

　①で物の使用目的をいっているが、これはたとえその物が本来そのよ

うな性能を有していなくても、表示や広告、販売時の演述などからそのような物であると認識されるものもこれに含まれる。従って、ただの石ころでも例えば「これから見えない放射線が出ていてがんも治る」などとして販売すれば規制の対象となり得る。ただし、そのような効能があるとして販売されるものでも、医薬品や医療機器と認識されるおそれがないもの、例えば高岩寺（とげぬき地蔵）の御影（お札）は医薬品や医療機器ではない。

また、逆にそのような目的を意図していなくとも、その物の持つ本来の性質から①に該当する場合もある。例えば美容の目的のみで使用される、高出力のレーザー機器やコンタクトレンズは身体の構造や機能にはなるべく影響しないように、言い換えるとできるだけ生体に影響しないように設計されているものであるが、その使用方法等から身体への傷害の可能性を否定できないため、医療機器として規制の対象となっている。

④の再生医療等製品に該当するものとしては、例えば重症熱傷などの治療に使用される自家培養表皮などがある。

1.2 医療機器ではない物

前記①〜④のどれか一つでも該当しなければ、それは医療機器ではない。例えば美顔器などの美容器具、ルームランナーなどの健康器具、トレーニング時の脈拍モニターなどの運動器具は、いずれも医療機器ではない。原理的には同じものであってもマッサージ効果を期待する低周波治療器と筋肉運動を目的とする EMS（Electrical Muscle Stimulation）器具では、その使用目的の違いによって前者は医療機器であり、後者はそうではない。

救急絆創膏は医療機器であるが、同じように皮膚に貼って使用する湿布薬は医療機器ではなくて医薬品である。救急絆創膏はガーゼや不織布などによって傷を保護するものであるのに対して、湿布薬は貼付面に含まれている消炎鎮痛薬などが皮膚を通して体内に浸透することによる薬理効果によるものであるため、湿布薬は前記の②に該当しない。

歯刷子は虫歯などの予防に使用されているが、前記の③の該当する類別がなく医療機器ではない。松葉杖、車椅子などは下肢の機能を補助す

るために使用されているが、これも該当する類別がなく医療機器ではない。一方、眼鏡や補聴器も目や耳の機能を補助するために使用されるものであるが、政令の別表第1に機械器具の第71号として「視力補正用眼鏡」、第73号として「補聴器」があり、これらの類別に該当するのでいずれも医療機器である。

1.3　医療機器への該当性判断

　法に定められた医療機器の定義は前記のとおりであるが、それではいま目の前にある物、又は開発する予定の物が医療機器なのかどうか（いわゆる薬事該当性）をどうやって判定するのか。

　最初に確認すべきことはその物の使用目的が何であるかである。前記①の目的と全く異なるのであれば、それは医療機器ではない。しかし、全く異なるとまではいえない場合には、既存の同種の物が医療機器であるかどうかを調べることである。それが医療機器であれば対象物も医療機器である可能性が高いといえる。また、当該製品に該当する医療機器の一般的名称が定められている場合には、その製品は医療機器である。なお、該当する一般的名称が定められていないからといって、それだけでその製品が医療機器でないとは断定できないので注意が必要である。

　一般的にいって該当性の判断は、条件のわずかな差により結果が異なることもあるなど極めて微妙である。特に医療機器に該当するものを誤って該当しないと判断してしまった場合にはその後の法令違反につながる可能性が大きいので、薬事非該当との判断に少しでも疑問を感じる場合には、事業者の主拠点のある都道府県庁の薬務担当課に相談するのがよい。相談する案件の内容によっては、行政においての判断にも相当な時間を要する場合がある。なお、このような薬事該当性の相談は都道府県がその窓口となっており、医療機器の承認審査などを行なう機関である独立行政法人医薬品医療機器総合機構（略称は PMDA、東京都千代田区霞が関 3-3-2 新霞が関ビル 6 階にある）ではこの種の相談には応じていないので注意が必要である。

1.4　医家向けと一般消費者向け

　医療機器の使用目的を考える際に、医療専門家によって使用される（その管理に従って患者が在宅使用する場合を含む）いわゆる医家向けのものか、一般消費者が自己の判断に基づいて使用するものか、を考慮する必要がある。例えば同じ低周波を用いた治療器であっても、一般消費者向けのものは「家庭用低周波治療器」といわれるもので、医家向けの低周波治療器とはその規制区分も異なっている。

　一般消費者向けの医療機器を医療専門家が使用することでは特段の問題は生じないが、医家向けの医療機器を一般消費者が自己判断で使用することは思わぬ健康被害を生じる可能性もあるため、この2つの種類は厳密に区分して考える必要がある。言い換えると、医家向けとは医療専門家のみによって使用されることを意図したものであり、それ以外のものが一般消費者に使用されることを意図したもの（家庭向けとも言われる）である。

どんな規制があるの？

2　医療機器規制の種類

　薬機法による規制は、薬機法のほか薬機法施行令、薬機法施行規則等の関連する政令、省令及び基本要件基準等の関連告示からなる法令による規定のほか、厚生労働省の局長、課長などから発出される各種の行政通知などからなっている。

　なお、薬機法では動物用の医薬品や医療機器も規制の対象となっているが、動物専用の医薬品や医療機器は農林水産省が所管しており、本書では動物用のものは取り扱わない。

　薬機法による医療機器の規制とはどのようなものか概略を示すと次の7項目である。

①事業者の限定

　医療機器を製造したり販売したりなどすることは誰でも自由に行なうことはできず、一定の要件を満たしていることが確認された事業者だけ

がそれを行なうことができる。詳細は「B　許認可手続きの概要」「D　業許可手続き」で説明している。

②製品の限定

　市場に流通する医療機器は、その有効性、安全性及び品質が適正であることが確認されたもののみとなるように、製品のリスクに応じた確認手続きを経た後でなければ上市が禁止されている。詳細は「B　許認可手続きの概要」「C　製品の認可手続き」で説明している。

③品質基準の定めと不良品の禁止

　製品の品質等が一定以上のものとなるように、すべての医療機器が満たすべき基本的要件及び保健衛生上特に必要な医療機器の品質、性能等に対する基準が定められている。そしてこれらの基準に適合しないもの、承認・認証内容と異なるもの、不潔なものや模造品などの製造や販売は禁止されている。

　医療機器が満たすべき基本的要件の基準とは「医薬品、医療機器等の品質、有効性及び安全性の確保等に関する法律第41条第3項の規定により厚生労働大臣が定める医療機器の基準」（平成17年厚生労働省告示第122号）のことで、一般には「基本要件基準」といわれている。内容については厚生労働省や医薬品医療機器総合機構（PMDA）などのホームページに掲載されているので「基本要件基準」などで検索するとよい。それぞれの医療機器がこの基準に適合していることについては、上記②の製品の確認手続きにあたって、基本要件基準への適合性チェックリストによりその適合を確認しておかなければならない。

　保健衛生上特に必要な医療機器の品質、性能等に対する基準は薬機法第42条に基づいて定められているため、まとめて「42条基準」といわれている。次の8基準が制定されており、それぞれの内容については厚生労働省のホームページの法令検索ページ（https://www.mhlw.go.jp/hourei/）やPMDAの医療機器基準関連情報ページ（https://www.std.pmda.go.jp/）などにあるので、基準の名称などで検索するとよい。

　○人工血管基準（昭和45年厚生省告示第298号）
　○医療用接着剤基準（昭和45年厚生省告示第299号）

○医療用エックス線装置基準（平成 13 年厚生労働省告示第 75 号）
○人工呼吸器警報基準（平成 13 年厚生労働省告示第 264 号）
○視力補正用コンタクトレンズ基準（平成 13 年厚生労働省告示第 349
　号）
○生物由来原料基準（平成 15 年厚生労働省告示第 210 号）
○非視力補正用コンタクトレンズ基準（平成 21 年厚生労働省告示第
　283 号）
○再製造単回使用医療機器基準（平成 29 年厚生労働省告示第 261 号）

④表示義務及び不当な表示・広告の禁止

　必要な医療機器が使用者に適切に選択され、適正に使用されるよう、製品への表示、使用方法や使用にあたっての必要な注意等の情報提供を義務付けるとともに、不当表示製品の販売や不適切な広告を禁止している。詳細は「E　医療機器の取扱い」の 1～3 で説明している。

⑤市販後の安全対策

　医療機器が継続的にその安全性、有効性が確保されるよう、事業者が関連する情報を収集・分析して必要な情報を使用者に情報提供すること、医療機器の不具合やリコール（自主回収）の情報を行政に報告することなどを義務付けている。詳細は「E　医療機器の取扱い」の 4～5 で説明している。

⑥行政による監督

　必要がある場合、行政機関は事業所への立入検査、承認や許可の取消、改善命令、業務停止命令などを行なうことができる。

⑦罰則規定

　法に定める規定や命令に違反したとき、その行為者及び該当する法人には刑事罰が定められている。

3　医療機器規制の歴史

どうしてそんな規制があるの？

1970年代以前

　1937年の米国でのこと、当時細菌感染症の治療薬として広く使われていたスルファニルアミド剤を甘くて服用しやすい液剤として発売した会社があった。ところが、薬を溶かすために使用したジエチレングリコールには腎障害などの毒性があり、この薬を服用した105人の患者（そのうち34人は子供であった）が死亡するという事件が起きた。1906年からあった純正食品医薬品法では、不当表示や不良品、いわば悪意による製品は取締の対象であったが、悪意がなく安全性の確認が不十分であるというようなものについては規制の対象外であった。このようなこともあって、翌年の1938年には純正食品医薬品法に換わって、新薬の安全性の確認などを義務付けた食品医薬品化粧品法（FD & C ACT：以下「FDC法」という）ができたのであった。また、この法律には、それまで規制の対象外であった医療機器についても、不当表示や不良品についての規制が盛り込まれた。

　なお、純正食品医薬品法のときから医薬品の定義にはヒト用に用いるものだけでなく動物用のものも含まれており、FDC法の医療機器の定義にも動物用のものが含まれている。当時は動物用の医薬品はヒト用のものが共通して使用されることが多かったことなどによるのではないかと思われる。

　1948年の日本では、米国の占領下が続く中で新しい薬事法が制定され、その中でFDC法と同様に医療機器も規制対象となった。米国では医療機器は個別の認可対象ではなかったけれど、日本の薬事法ではさらに一歩進めて、医療機器についても事前認可制度が採用された。その後1960年には、この薬事法は現在の薬機法につながる新しい薬事法に生まれ変わったが、わずかその2年後にはサリドマイド事件が発覚した。サリドマイド事件とは、サリドマイドを含む睡眠薬を妊娠中の女性が服用することにより、胎児・新生児に重大な障害を引き起こした薬害事件である。また、この頃既にスモン（亜急性脊髄視神経症）も広がり始めて

おり、後に当時整腸薬として広く使用されていたキノホルムが原因であることが確認された。これらを踏まえて1979年に薬事法が改正されて、審査の厳格化と安全対策の強化が規定された。

1970年代から1990年代

　米国ではサリドマイド事件を発端として1962年にFDC法のキーフォーバーハリス修正法により、医薬品についての有効性の確認、副作用が発生したときの報告、GMP（Good Manufacturing Practice）の確立などが義務化されたが、医療機器（動物用医療機器を除く）の個別認可制度は1976年の医療機器修正法からであった。GMPは医薬品を製造するための製造・品質管理の基準であり、間違いを防止し、汚染を防ぎ、品質保証システムを構築するという3原則に基づいている。

　米国では、1976年には既にX線CTなども販売されており、日本で医療機器の個別認可制度が始まった当時とは比べものにならないほど医療機器は発展していた。何らかの医療的な目的を持って使用される機器類は非常に多く、多種多様であり、日本では医療機器の個別認可制度を始めるにあたって、そのような規制が必要な医療機器の類別を限定して行なったが、医療機器修正法ではヒト用の医療機器をリスクの程度によってクラス1からクラス3の3種類にクラス分類を行ない、それにより規制の程度を分けるようにした。例えば歯刷子(はぶらし)や車椅子など、薬機法では医療機器ではなくてもFDC法では医療機器であるという、日本と米国とで規制される「医療機器」に違いがあるのは、このような歴史的経緯があるためである。なお、動物専用医療機器の個別認可制度は、現在でも日本以外にはほとんどない。

　1990年代前半には欧州においてもヒトに用いる医療機器の個別認可制度を定めた医療機器指令など3つの欧州指令が発出され、世界の主要地域において医療機器の個別認可制度が採られることとなった。また、これに伴い医療機器規制の国際整合の気運が高まり、関係国によりGHTF（医療機器規制国際整合化会議）が開始された。欧州指令でも医療機器をクラス分類して規制したが、分類は4種とし、製品の認可手続きとして民間の認証機関を活用する制度とした。また、製造・品質管理

の基準として、その6年前に発行されたISO 9000シリーズに基づくものが採用され、その後のISO 13485へとつながった。

　20世紀後半の医療機器の発展を踏まえて1994年には、薬事法による医療機器の規制はそれまで医薬品の規制をそのまま準用する形で行なわれていたのを改めて、医療機器特有の特性を考慮して修理業の明確化、生命の維持のため体内に植え込まれて使用される医療機器（特定医療機器）のトラッキング制度、さらに既に医薬品では実施されていたGMPを医療機器にも適用するなどの薬事法の改正がなされた。

2000年代以降

　1980年代後半の薬害エイズ事件、医療機器であったヒト乾燥硬膜の使用によるCJD（クロイツフェルト・ヤコブ病）の発症事例などを踏まえて2002年の薬事法改正では、感染症のリスクがある生物由来製品に対する規制を設けるとともに、事業者の事業形態の多様性に対応するよう、製造業から製品を市場に提供する業務を分離して製造販売業を規制の主体とした。また、医療機器についてクラス分類と民間認証機関の活用も取り入れた。薬害エイズ事件とは血友病の治療薬であった非加熱処理された血液製剤にエイズウイルスが混入していたものがあり、これを使用した多くの患者がエイズに感染した事件である。

　2013年の薬事法改正では法律名が「医薬品、医療機器等の品質、有効性及び安全性の確保等に関する法律」（薬機法）に変更となり、国際整合性を考慮して新たに無体物であるプログラムも医療機器の対象となった。

　2019年の薬機法改正では、2002年から訴訟が提起された薬害C型肝炎事件への対応として医薬品等行政を監視・評価する第三者組織の設置を定めるとともに、ディオバン事件、化血研事件などの経験から、不当広告による売り上げに対する課徴金、申請書の虚偽記載等の制裁の強化、事業者の経営層に対する責任の強化もなされた。薬害C型肝炎事件とは、止血剤として血液製剤であるフィブリノゲン製剤が使用された多くの患者がC型肝炎に感染した事件である。ディオバン事件とは高血圧治療薬ディオバンに関する5つの臨床研究論文に利益相反等に関して不適切な扱いがあったとして撤回された事件である。化血研事件は、血液

製剤を製造販売していた一般財団法人化学及血清療法研究所が承認書に記載された製造方法を変更しているにもかかわらず，長年必要な変更手続きをとらないまま、さらにそれを隠蔽するために虚偽の製造記録を作成等した事件である。

　このように、過去の経験やそのときの社会の要請の変化に応じて医療機器の規制は変化してきた。規制の歴史を知ると規制の趣旨をより良く理解できるであろう。例えば承認審査について、優れたものを選ぶ発明賞の審査のようなものをイメージする人があるかもしれないが、承認審査は実はそうではなく、あえていえば税務調査のイメージに近いものである。税務調査では収入を残らず計上しているか、経費にならないものを経費にしていないかなどを確認するわけである。前に記した薬害事件は悪意でわざと人を傷つけたのではなく、うっかりしていた、勘違いしていた、考えが及ばなかった、というようなことから起きていることが多い。従って承認審査では、申請者の有効性・安全性の確認や主張に忘れていることや勘違い・思い込みなどがないか、第三者の立場で再確認しているわけである。

> 医療機器によって
> 規制に違いはあるの？

4　医療機器の一般的名称と分類

4.1　一般的名称

　製品の特定には一般に商品名（販売名）が用いられるが、ドラム式洗濯機、サイクロン式掃除機のように、特定の属性を有する一群の製品を表す名称があると便利である。その名称であらわされる一群の製品が各国で共通であれば外国との話し合いにも便利である。

　医療機器にはこのような観点から GMDN といわれる国際一般名がある。薬機法による規制にあたっては、GMDN を基にして日本独自の機器については追加するなどした一般的名称が約 4400 決められており、JMDN といわれることもある。医療機器の一般的名称は厚生労働省から通知（平成 16 年薬食発第 0720022 号）で示されており、一般的名称ごと

にその定義や該当する類別（薬機法施行令別表第1に規定されている医療機器の類別）などの関連する情報が示されている。以下にその内容の一部を例として示す。

一般的名称	中空糸型透析器			
告示番号	別表1の711（高度管理医療機器）		コード	35004000
類別とコード	器07 内臓機能代用器		中分類	血液体外循環機器
クラス分類	クラスⅢ	該当する GHTF 分類ルール		3
名称の定義	血液から腎機能の異常や腎不全のために蓄積した不要物質を取り除くために用いる医療機器をいう。不要物質の除去は、血液と透析液を個別のコンパートメントに循環させることができる半透膜を介して、血液中の不要物質を透析液に移動することによって行なわれる。膜は中空糸により構成される。血液は中空糸の内腔を通り、透析液は中空糸の外側を通り、不要物質を除去する。			
特定保守管理医療機器告示番号		設置管理医療機器告示番号		

一般的名称	超電導磁石式全身用 MR 装置			
告示番号	別表2の126（管理医療機器）		コード	37654000
類別とコード	器21 内臓機能検査用器具		中分類	磁気共鳴画像診断装置
クラス分類	クラスⅡ	該当する GHTF 分類ルール		10-①
名称の定義	身体のあらゆる対象部位を撮像（全身撮像）するように設計された汎用磁気共鳴画像診断（MR）装置をいう。超電導性磁石を備えており、固定式、可動式、又は可搬式である。一部の装置は、MR スペクトロスコピーや、MRI を用いたインターベンション、治療、外科処置のための様々なリアルタイム撮影を実施することができる。クローズドボア、オープンボア、片開き、又は患者に接近するためのその他の設計のような、様々なガントリー形状が採用されている。			
特定保守管理医療機器告示番号	830	設置管理医療機器告示番号		173

　これらの一般的名称は存在が予想される医療機器すべてが網羅されるように作成されており、新たに医療機器が開発されたときには、前記通知が改正されて一般的名称も追加されている。存在が予想されるものであっても実在しないものもあるので、その一般的名称に該当する医療機器が実在しないこともある。

　一般的名称は、PMDA の医療機器基準ホームページ（https://www.

std.pmda.go.jp/）の一般的名称検索ページなどで調べることができる。

4.2　医療機器のクラス分類

　医療機器は多種多様であるため、医療機器の有するリスクの程度に応じて分類して、それぞれに応じた規制内容とすることが世界で行なわれている。薬機法でもこの考え方に従って、一般的名称ごとにGHTF分類ルールに準拠した分類基準（平成16年薬食発第0720022号）により、医療機器をリスクの低い方からクラスIからクラスIVまでの4種類に分類している（図）。

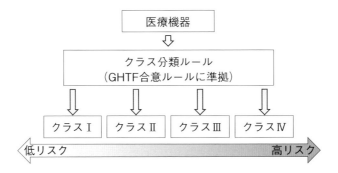

　また、このクラス分類に応じて医療機器を高リスクの方から「高度管理医療機器」「管理医療機器」「一般医療機器」の3種類に区分している（平成16年厚生労働省告示第298号）。これらの関係及び該当する一般的名称の数（令和2年12月現在）を以下に示す。

薬機法による定義	クラス分類	名称数
高度管理医療機器（薬機法・第2条第5項）医療機器であって、副作用又は機能の障害が生じた場合（適正な使用目的に従い適正に使用された場合に限る。次項及び第7項において同じ。）において人の生命及び健康に重大な影響を与えるおそれがあることからその適切な管理が必要なものとして、厚生労働大臣が薬事・食品衛生審議会の意見を聴いて指定するもの	クラスIV（患者への侵襲性が高く、不具合が生じた場合、生命の危険に直結するおそれがあるもの）	370
	クラスIII（不具合が生じた場合、人体へのリスクが比較的高いと考えられるもの）	810
管理医療機器（同条第6項）高度管理医療機器以外の医療機器であって、副作用又は機能の障害が生じた場合において人の生命及び健康に影響を与えるおそれがあることからその適切な管理が必要なものとして、厚生労働大臣が薬事・食品衛生審議会の意見を聴いて指定するもの	クラスII（不具合が生じた場合でも、人体へのリスクが比較的低いと考えられるもの）	2002
一般医療機器（同条第7項）高度管理医療機器及び管理医療機器以外の医療機器であって、副作用又は機能の障害が生じた場合においても、人の生命及び健康に影響を与えるおそれがほとんどないものとして、厚生労働大臣が薬事・食品衛生審議会の意見を聴いて指定するもの	クラスI（不具合が生じた場合でも、人体へのリスクが極めて低いと考えられるもの）	1210

A　薬機法と医療機器

4.3　修理、保守等からの分類

　クラス分類とは別に、医療機器の保守点検、修理、設置等の管理の必要性の観点から、以下のように一般的名称ごとに「特定保守管理医療機器」「設置管理医療機器」が指定されている。

医療機器　JMDN：4392

⇩

保守点検、修理その他の管理に専門的な知識及び技能を必要とすることからその適正な管理が行わなければ疾病の診断、治療又は予防に重大な影響を与えるおそれがあるものとして、厚生労働大臣が薬事・食品衛生審議会の意見を聞いて指定する（薬機法第2条第8項）

⇩Yes　　　　　　　　　　　　　　　⇩No
　　　　　　　　　　　　　　　　　（それ以外）

特定保守管理医療機器　JMDN：1231　　　（JMDN：3161）
（平成16年厚生労働省告示第297号）

⇩

設置にあたって組立てが必要であって、保健衛生上の危害の発生を防止するために当該組立てに係る管理が必要なものとして厚生労働大臣が指定する（薬機法施行規則第114条の55）

⇩Yes

設置管理医療機器　JMDN：250
（平成16年厚生労働省告示第335号）

　これらをまとめた表にすると次のようになる（令和2年12月現在）。

| | | 一般的名称数 | | |
	合計	特定保守管理医療機器以外（内プログラム）	特定保守管理医療機器	内設置管理医療機器
一般医療機器 （クラスⅠ）	1,210	1,024 （―）	186	50
管理医療機器 （クラスⅡ）	2,002	1,301 （165）	701	124
高度管理医療機器 （クラスⅢ）	810	517 （15）	293	74
（クラスⅣ）	370	319 （0）	51	2
計	4,392	3,161 （180）	1,231	250

4.4　限定一般、特定管理、指定家庭用管理医療機器

　一般医療機器のうち、品質管理に注意を要するものとして厚生労働大臣が指定した一般医療機器（平成 26 年厚生労働省告示第 316 号）以外のもの（令和 2 年 12 月現在 711 種類）は「限定一般医療機器」といい、品質管理に対する要求事項がある程度免除されている。

　特定保守管理医療機器以外の管理医療機器のうち、専ら家庭用に使用される医療機器（平成 18 年厚生労働省告示第 68 号で指定されており、指定家庭用管理医療機器といわれる）以外のものを「特定管理医療機器」といい、販売・貸与業における管理に一定の要求事項が定められている。すなわち管理医療機器（2002）は、特定保守管理医療機器（701）＋特定管理医療機器（1271）＋指定家庭用管理医療機器（30）で構成されているという関係になる。

指定家庭用管理医療機器	
義歯床安定用糊材	家庭用電気磁気治療器
家庭用電気マッサージ器	家庭用永久磁石磁気治療器
家庭用エアマッサージ器	家庭用超音波吸入器
家庭用温熱式指圧代用器	家庭用電熱式吸入器
家庭用ローラー式指圧代用器	貯槽式電解水生成器
家庭用エア式指圧代用器	連続式電解水生成器
家庭用超音波気泡浴装置	家庭用創傷パッド
家庭用気泡浴装置	膣洗浄器
温灸器	家庭用マッサージ器用プログラム
など 30 種類（令和 2 年 7 月現在）	

4.5　生物由来製品と特定生物由来製品、特定医療機器

　薬害エイズ事件などの経験から、人や動物に由来するものを原料又は材料として製造をされる製品は感染症を引き起こすリスクがあるため、保健衛生上特別の注意を要するものとして生物由来製品に指定されており、そのうち特に製品の販売後に危害の発生又は拡大防止の措置が必要なものは「特定生物由来製品」に指定されている（平成 15 年厚生労働省告示第 209 号）。このうち医療機器に該当するものは次のとおりである。

生物由来製品（薬機法・第2条第10項）
○次に掲げる組織から構成された医療機器
　(1) ウシ心のう膜　(2) ウシ頸静脈　(3) ウマ心のう膜　(4) ブタ心臓弁　(5) ブタ心のう膜
○次に掲げる成分を含有する医療機器（検査のための採血に用いる医療機器並びに当該成分及び当該成分中の感染性因子が直接身体に接触しない医療機器を除く）
　(1) ウシ血清アルブミン　(2) ウロキナーゼ　(3) 羊抗体　(4) 人血清アルブミン　(5) ヒト脱灰骨基質　(6) ヒトトロンビン　(7) ヘパリンカルシウム　(8) ヘパリンナトリウム　(9) マウス抗体　(10) 幼若ブタ歯胚組織由来エナメル質誘導体
特定生物由来製品（薬機法・第2条第11項）
○次に掲げる成分を含有する医療機器（検査のための採血に用いる医療機器を除く）
　(1) ヒト脱灰骨基質　(2) ヒトトロンビン

　生物由来製品の製造販売業者は、生物由来製品の譲り渡し先販売業者、数量等及び販売業者からの生物由来製品の譲り渡し先、数量等の情報を、特定生物由来製品については30年以上、その他の生物由来製品については10年以上保存しておかなければならないなどの義務がある（薬機法第12章）。

　医療機器のうちでも生命の維持のために人体に植え込まれて使用されるものについては、その後に不具合の生じる可能性が判明した場合に、その使用者に速やかに安全対策を採ることができるようにするため、特定医療機器として指定されている。特定医療機器の製造販売業者は、特定医療機器の使用者に関する情報を、その使用されている期間中保存するなどの義務が課されている（薬機法第68条の5）。また、これらの情報を取り扱う者には守秘義務が課されている。

特定医療機器（平成26年厚生労働省告示第448号）
植込み型心臓ペースメーカ（一般的名称で5種類）とその導線（3種類）、植込み型補助人工心臓（3種類）、植込み型除細動器（2種類）とその導線（1種類）、冠状動脈・胸部大動脈・腹部大動脈・肺動脈用の人工血管（10種類）、人工心臓弁（8種類）、人工弁輪（1種類）、心臓弁接合不全修復器具（1種類）

4.6 開発が望まれる医療機器

　指定難病やその他の患者数の少ない疾病に使用する医療機器、既存の医療機器と原理が明らかに異なり特に優れた使用価値がありそうな医療機器、小児の疾病に対する診断・治療のための医療機器などで開発が望まれているが未だ著しくその需要が充足されていない医療機器について、事業者からの申請に基づいてそれぞれ「希少疾病用医療機器」「先駆的医療機器」「特定用途医療機器」として指定を受ける（薬機法第77条の2）ことによって、承認申請時の臨床試験成績の要求の緩和、優先審査などの、開発にあたっての優遇措置を受けることができるようになる。また、開発費用の助成や開発費に応じた法人税の税額控除を受けることができる場合もある。それぞれの指定要件は以下の①②をともに満たすものである。なお、いずれも原則として重篤な疾病に対して使用されるものが対象となる。

希少疾病用医療機器
①日本における予想される使用者数が5万人以下又は使用対象が指定難病である。
②特に優れた使用価値があると予想される。
先駆的医療機器
①世界における既存の医療機器と明らかに異なる原理のものである。
②特に優れた使用価値があると予想される。
特定用途医療機器
①医療機器に対する需要が著しく充足されていない領域に関するものである。
②特に優れた使用価値があると予想される。

4.7 プログラム医療機器

　パソコンやモバイル端末などの汎用情報処理機器にインストールして疾病の診断や治療等のための情報を提供するある種のアプリケーション・ソフトウェアは医療機器である。すなわち、医療機器を直接操作するものでなく、疾病の診断・治療・予防の使用目的を有しており、かつ、医療機器のクラス分類がクラスⅡ以上のものである。これらは「プログラム医療機器」といわれ、有体物が存在しないか、あってもプログラムを記録した記録媒体とその包装等のみであるため、その他の医療機器と

は取扱いが異なる場合がある。

　医療機器にインストールされるプログラム（ファームウェアなど）や医療機器を操作するプログラムは、その医療機器の構成品であって、単体としてのプログラム医療機器ではない。

　プログラムに電極などのそれ自体医療機器である有体物が付属するような場合は、有体物としての医療機器とその構成品であるプログラムとなるので、同様に単体としてのプログラム医療機器ではない。

4.8　再製造単回使用医療機器

　医療安全の観点から、単回使用医療機器（1回限りの使用で使い捨てられるもの、ディスポーザブル製品、SUD）を再滅菌して再使用することはしないよう指導されている（平成26年医政発0619第2号通知など）が、製造販売業者が承認を受けて使用済みSUDを回収・検査・（分解）洗浄（組立）・滅菌して製造販売する製品があり、再製造単回使用医療機器（R-SUD：Reprocessed Single Use Devices）といわれる。再製造単回使用医療機器の一般的名称は、「再製造」＋“単回使用医療機器の一般的名称”となる。

4.9　能動医療機器と非能動医療機器

　動力（エネルギー）を必要としない、又は人体若しくは重力から直接受ける力のみによって作動する医療機器のことを非能動医療機器といい、それ以外は能動医療機器という。

B 許認可手続きの概要

1 規制の対象となる事業

どんなことをする
事業が規制されるの？

1.1 医療機器を取り扱う事業の種類

医療機器を取り扱う事業で薬機法の規制の対象となる事業として、次のような4種類が規定されており、それぞれの事業の範囲は厳密に区分されている。

① 製造業

販売等するための医療機器を製造する行為及びその後にその製品を医療機器・医薬品・再生医療等製品の製造業者・製造販売業者又は外国に出荷する行為を行なう事業である。日本国内に販売等するために外国で行なう製造行為も対象である。なお、すべての製造工程を終えた最終製品を、製造販売業者から市場への出荷可の判定を受けて出荷されるまでの間国内で保管する行為も、ここでいう製造に含まれる。

② 製造販売業

すべての製造工程を終えた最終製品（輸入されたものを含む）である医療機器を自らの名前で（元売り業者として）販売・貸与業者に提供（出荷）（有償か無償かを問わない）する行為を行なう事業である。この行為を薬機法では「製造販売」といっている。これは、その製品をその事業者が国内上市することであり、市場に対するその製品への責任をその事業者が負うことを意味している。国内で行なう行為が対象であり、外国で行なう行為は対象外である。

③ 販売業と貸与業

製造販売された製品を提供する（有償か無償かを問わない）行為、言

い換えると製造販売業者から直接仕入れた製品若しくは他の販売・貸与業者から仕入れた製品又は中古品を販売・授与・貸与・提供する行為を行なう事業である。このうち医療機器を他者に貸し付ける事業が貸与業であり、それ以外は販売業である。国内で行なう行為が対象であり、外国で行なう行為は対象外である。

④　修理業

　医療機器の修理を行なう又は自ら修理を引き受ける事業である。修理は有償か無償かを問わず、オーバーホールを含み、保守点検を含まない。また、医療機器の使用者（事業者）が、その使用している医療機器を自ら修理する行為は含まない。国内で行なう行為が対象であり、外国で行なう行為は対象外である。

　これらの事業を行なおうとする場合には、その事業の種類、取り扱う医療機器の種類に応じて、許可、登録、届出等が必要である。

　インターネット通販などで、外国の事業者が直接日本国内に製品を販売する行為については薬機法の規制の対象外であるが、製品の輸入者は輸入時に関税法に基づく税関長の輸入許可が必要であり、その際に医療機器の種類や数量等によっては厚生労働省の証明書（薬監証明）が必要である場合もある（薬機法第64条）。もし輸入者が輸入した医療機器を販売等しようとすれば、その行為は薬機法の規制対象となる。

1.2　申請者の欠格事項

　医療機器の製造業、製造販売業、販売・貸与業、修理業の事業を行なう（事業の登録や許可を受ける）ためには、その事業を行なおうとする者（申請者）並びに申請者が法人の場合はその代表者及び薬事に関する業務に責任を負っている役員（これらを併せて「業務を行なう役員」や「責任役員」という）が、以下の欠格事項のいずれにも該当しないことが必要である。
○薬機法第75条第1項の規定により許可を取り消され、取消しの日から
　3年を経過していない

○薬機法第75条の2第1項の規定により登録を取り消され、取消しの日から3年を経過していない

○禁錮以上の刑に処せられ、その執行を終わり、又は執行を受けることがなくなった後、3年を経過していない

○薬事に関する法令又はそれに基づく処分に違反し、その違反行為があった日から2年を経過していない

○麻薬、大麻、あへん若しくは覚醒剤の中毒者である

○精神の機能の障害によりその業務を適正に行なうに当たって必要な認知、判断及び意思疎通を適切に行なうことができない者である

○業務を適切に行なうことができる知識と経験を有しない者である（令和3年8月から有効）

　なお、前記の「薬事に関する法令」とは以下に示す法令のことである。

薬機法、麻薬及び向精神薬取締法、毒物及び劇物取締法、大麻取締法、覚醒剤取締法、あへん法、安全な血液製剤の安定供給の確保等に関する法律、薬剤師法、有害物質を含有する家庭用品の規制に関する法律、化学物質の審査及び製造等の規制に関する法律、国際的な協力の下に規制薬物に係る不正行為を助長する行為等の防止を図るための麻薬及び向精神薬取締法等の特例等に関する法律、独立行政法人医薬品医療機器総合機構法、遺伝子組換え生物等の使用等の規制による生物の多様性の確保に関する法律、再生医療等の安全性の確保等に関する法律、臨床研究法

2　製品の認可手続きの概要

製品を発売するためにどんな手続きが必要なの？

2.1　認可手続きの前に

　製品の認可手続きの前提として、認可手続きの対象となる医療機器に対応した製造販売業の許可を受けておかなければならない。また、対象医療機器を製造する製造所（最終製品の国内での保管場所を含む）の登録も済ませておかなければならない。なお、承認・認証申請の時点では製造販売業の許可申請中や製造業の登録申請中であってもよいが、承認・認証されるのは、製造販売業や製造業が許可、登録されてからとなる。

2.2　医療機器の種類による必要な手続き

　製品の認可手続きは、それがどのような種類の医療機器であるかによって次のように手続きの種類が異なる。

医療機器の種類	手続きの種類	提出先（申請先）
一般医療機器	医療機器製造販売届出書	PMDA
管理医療機器又は高度管理医療機器であって、認証基準が定められており、かつ、その認証基準に適合する医療機器	医療機器製造販売認証申請書	申請者が任意に選択した1つの登録認証機関
上記以外の医療機器	医療機器製造販売承認申請書	PMDA（厚生労働大臣）

　なお、既に認められている医療機器のどれとも違う新医療機器は、前記の医療機器の種類にかかわらずすべて承認申請の対象となり、届出や認証の対象にはならない。

　これらの手続きにあたっては、対象となる医療機器がどのようなものであるか明らかにしなければならないが、それは原則として書類として提出する。ただし、承認又は認証の対象である医療機器については、製造販売業者や製造所における対象医療機器に関連する品質マネジメントシステムの実地審査を受けなければならない場合がある。

　認証基準は一般的名称で1561種類の医療機器に対して合計945基準が制定されており、このうち43種類に対する11基準は高度管理医療機器で、残りは管理医療機器に関するものである。認証基準の対象となる高度管理医療機器は「指定高度管理医療機器」と、同様に管理医療機器は「指定管理医療機器」といわれる。

　認証、承認については申請からその取得までに1ヵ月から1年間又はそれ以上の期間が必要である。また、数万円から1千万円以上の手数料を事前に支払う必要がある。

　いったんこれらの手続きを完了しても、その後製造販売する医療機器に何らかの変更がある場合には、変更の内容・程度により、変更の届出、

一部変更認証・承認の手続き又は改めて（別な品目として）手続きが必要となる。なお、内容・程度によっては特段の手続きが不要なこともある。

2.3　認可手続きを行なう主体

　製品の認可手続きが完了していないと製造販売ができないわけであり、従って製造販売業者がこれらの手続きを行なうことが原則である。この場合、その製品を製造販売できるのはその手続きを行なった製造販売業者のみである。例えば、同じ製造業者が製造する同一製品を複数の製造販売業者が製造販売しようとする場合は、それぞれの製造販売業者が前記の認可手続きを行なうことになる。

　このほか、認証申請と承認申請については、外国製造業者が手続きの主体となって認証・承認を取得して、製造販売業者はその認証・承認に基づいて製造販売を行なうという方法もある。これは外国製造医療機器特例認証・承認といわれるものである。この場合、その認証・承認に基づいて製造販売を行なうことができるのは、その認証・承認を受けた外国製造業者に選任されたただ一つの製造販売業者（これを「選任製造販売業者」という）だけである。なお、同じ外国製造業者が同じ製品について別の選任製造販売業者を選任して複数の認証・承認申請するようなことは想定されていない。

> 申請前に必要な準備があるの？

3　申請の準備

3.1　業者コードの取得

　販売業・貸与業に関するもの以外の許可・登録関係の手続きについては、あらかじめ厚生労働省でのデータ管理のために使用される、事業所ごとの9桁のコードを設定しておかなければならない。このため申請手続きの前に、その申請窓口で業者コード取得の申込みが必要である。窓口へのアクセスを該当の都道府県（保健所等に委任している場合もある）

又は PMDA のホームページなどであらかじめ確認しておくとよい。申込みは次ページに示す様式の業者コード登録票（青字は記載例）を、事業所ごとに提出して行なう。登録票の様式は、たいていの提出窓口のホームページに掲載されており、記載例や注意事項等も解説されているものも多いので、それらを参考にするとよい。特に初めて医療機器についての業許可申請を行なうような場合は、あらかじめ申請先都道府県の窓口担当部署と相談しておくとよい。

　業者コードは医薬品や医療機器等の事業を行なう事業所ごとに付番されるコード番号で、左側 6 桁は事業者（法人又は個人）ごとのコードで、右側 3 桁はその事業者の事業所（製造販売業の主たる業務を行なう事務所、製造所、修理を行なう事業所）ごとに、1 つの所在地（住所）ごとに 1 つのコードが付番される。
　例えば、1 箇所の事業所で医薬部外品の製造販売業と製造業及び医療機器の製造販売業と製造業を行なっている場合の業者コードは、事業者のコードとしての「123456-000」と事業所のコードしての「123456-001」の 2 つのコードが付番されることになる。
　従って、医療機器についての事業（製造販売業・製造業・修理業）を行なう新たな場所について、既にその事業所のコードを取得している場合は、改めてコードの取得の必要はないが、そうでない場合はその都度業者コード登録票の提出が必要である。

　業者コード登録票の業者コードの別欄は、以前に業者コードを取得したことがある事業者の場合は 2 のみ○で囲み、そうでない場合は 1 と 2 の両方を○で囲む。
　製造所等所在都道府県欄には、対象事業所が国内の場合にはその所在する、すなわち登録票提出先の都道府県名を記載する。提出先が PMDA の場合は事業所が外国なのでその国名を記載する。
　申請者の名称及び所在地欄には、法人登記されている商号（法人名）と本店（本社、主たる事務所）所在地を記載する。
　製造所等の名称及び所在地欄には、対象事業所の名称と所在地を記載（外国の場合は英数字で）する。

業者コード登録票

業者コードの別	①申請者の業者コード　②製造所等の業者コード		
製造所等所在都道府県 （外国製造申請にあっては国名）	東京都		
申請者	ふりがな	○○○○○○いりょうき	
	申請者の名称	○○○○医療器株式会社	
	住所又は所在地	東京都千代田区○○○○町○○番地	
	電話番号	03-1234-4321	
製造所等	ふりがな	○○○○○○いりょうきほんごうじぎょうしょ	
	製造所等の名称	○○○○医療器本郷事業所	
	住所又は所在地	東京都文京区本郷○○○○○	
	電話番号	03-1234-6789	
提出年月日	令和　　年　　月　　日		
業務の種別	①製造販売　②製造　3 修理　4 外国製造 ①医薬品　②医薬部外品　③化粧品　④医療機器 ⑤体外診断用医薬品　⑥再生医療等製品		
備　考			

＊【業者コード】
＊【付番年月日】

　　　　　住所（法人にあっては、主たる事務所の所在地）
　　　　　氏名（法人にあっては、名称）

　　　　　　担当者名　医機花子
　　　　　　連絡先電話番号　03-1234-5678
　　　　　　　　　　FAX 番号　03-9876-5432

　業務の種別欄は、対象事業所について該当するものを選択（複数選択も可能）する。

　登録票を郵送、FAX、持参等それぞれの提出窓口が指定する方法で提出すると、1 週間～数週間程度で FAX、郵送等により、提出した登録票下部の＊印部分に付番したコードを明示する等によって提出者にコードが通知される。通知されたコードは許可や登録の申請時に申請書に記載する必要があるので、紛失しないよう確実に保管しておく。

B　許認可手続きの概要

3.2　FD 申請ソフトの入手、DWAP の利用申請

　販売業・貸与業を除き、製造販売業、製造業、修理業関係の手続きについては、書面の提出と合わせて電子データの提出が要請されているので（必須ではないがその後の円滑な手続きのため原則として対応すべきである）、提出先が都道府県の場合には FD 申請ソフトを、提出先がPMDA の場合は DWAP（ディーワップ：医療機器 WEB 申請プラットフォーム）又は FD 申請ソフトを使用できるようにしておかなければならない。

　FD 申請ソフトは、申請手続きのための電子データを作成するためのアプリケーション・ソフトウェアで、「FD 申請」サイト（https://web.fd-shinsei.go.jp/）から電子申請ソフトをダウンロードして、使用するパソコンにインストールする。電子データは CD-ROM などにより、申請書類とともに申請窓口に提出することになる。

　DWAP は、提出窓口が PMDA となっている医療機器に関する申請・届出書類の作成、その電子データの提出、手続きの進捗確認を Web 上で行なうことができるシステムであり、使用にあたっては ID とパスワードを入力してログインしなければならない。そのため、「医療機器WEB 申請プラットフォーム（DWAP）」サイト（https://www.dwap.pmda.go.jp/）から新規利用者申請を行なって ID とパスワードを取得しておく必要がある。新規利用者申請をクリック後に表示される利用規約に同意し、会社名や業者コード等を入力して「利用申請を行う」をクリックすると申請完了である。後日 ID と初期パスワードがメールで連絡される。

3.3　不具合報告などのための環境整備

　製造販売業者は医療機器の製造販売を開始した後には、製造販売した医療機器で不具合等が発生した場合に備えて、不具合等の電子報告のための環境を整えておく必要がある。

　XMLによる報告ファイルの作成ツールの入手、電子報告のための環境整備（EDI［電子データ交換］ソフトの導入、報告受付サイトの利用開始手続きなど）、その他の必要な情報はPMDAのikwサイト（https://ikw.info.pmda.go.jp/）で得られるので、製造販売開始の計画が決まったら早めに必要な手続きをしておくとよい。

　XMLファイルの作成やPMDAへの電子報告などの一連の業務をウェブの利用により行うサービスなども販売されているので、自社のやり方にあった方法を選択すればよい。

　また、製造販売業者は、注意事項等情報をPMDAのホームページで公表することが義務づけられているので、ikwサイトへの利用登録の手続きをしておくことも必要である。

C 製品の認可手続き

1 届書・申請書の記載事項等

申請書にはなにを
記載するの？

1.1 製品の認可手続きに対する心構え

　承認・認証書や届書は、いわばその医療機器の戸籍のようなものであり、医療機器が世の中へ出ていく基本となるものであるから、広い観点から十分考えた上で行なうことが望ましい。一般社団法人日本医療機器産業連合会が 2017 年に公表した「質の高い製造販売承認等申請のためのガイダンス」の中で質の高い申請書に求められる原則として5つの項目を挙げており、大変参考になると思われるので以下に引用しておく。

（質の高い申請書に求められる原則）
○申請戦略・計画：承認申請から保険適用、上市後の販売に至るまで一貫した戦略に基づく申請書であること。
○信頼性・整合性：信頼性の確保されたデータから作成された資料であり、申請書/STED/根拠資料の全体の整合性が確保されていること。
○的確性・論理性：設計管理（設計検証、リスクマネジメント等）の概要がわかりやすく論理的に整理されており、医療機器のベネフィットが残留リスクを上回り、かつ残留リスクが受容できると考えた論拠について審査側が正確に判断できる文書であること。
○正確性：設計管理の成果から、正確な結果が反映されていること。
○構成・用語：誤字脱字がなく、適切な用語と略語を用い、通知の様式に従った読みやすい構成であること。

　特に最初に掲げられている申請戦略・計画は、その医療機器についての事業の成果に大きく影響するものなので重要である。その製品の競争力はどこにあるのか、もしそれが既存の製品より臨床的有用性が高いと考えられるのであれば、それを示すエビデンスを示すことができるようにしておくことが重要となる。エビデンスがあれば申請書の上でも他と差別化できる可能性も出てくる。また、より高い保険償還価額が認めら

れるかもしれない。

　信頼性、正確性等に関連して、承認や認証の申請において申請書及び/又は添付資料に虚偽の記載又は/及び重要な事実の記載がないことが判明したときには、その承認や認証は取消の対象となり得る。

　最後に掲げられている用語等については、些細なこととあまり気にしない向きもあるかもしれないが、これらの書類は最初にも記したようにその医療機器の戸籍のようなものであるから誤り等がないように十分に注意すべきである。特に数字の誤りなどは、それによりその認可手続きがすべて無効になってしまうような致命的なことにもなりかねないので、複数人で書類の確認を行なうなど万全を期すようにしたい。

1.2　品目について

　医療機器を製造販売するためには、その前に製造販売業者は、製造販売しようとする医療機器について、品目ごとに（薬機法第23条の2の5他）法で規定された認可手続きを完了しておかなければならない。「品目」ごとというのは、製品ごとと考えてもよいが、より厳密には製品の認可単位となる一まとまりの商品、ということである。世の中に流通している個々の商品を見てみると、例えば、色の違い、大きさの違い、付加機能の違い、機能・性能の違い、などがあり、それにより型番の違い、製品名称の違いなどがある。

　これらのどこまでが1品目の範囲となるかは、基本的には申請者の判断である。すなわち、薬機法に関連する種々の管理業務、マーケティングにおける扱い等を考慮して決めることになるが、申請者が全く自由に決めることができるわけではなく、一定の限界がある。例えば、一つの品目には原則として他と異なる一つの「販売名」が必要である（販売名は医療機器への表示や広告の際にも必要なもの）が、一般的名称が異なるものや一般的名称が同じでも明らかに違う製品と認識されるものも別品目となり、その事例が通知で示されている。それを以下に示しておく。

別品目となる例（平成26年薬食機参発1120第1号）
①　販売名が異なる場合

② 血液透析器における型式（中空糸型、積層型等）が異なる場合

③ 人工血管における原材料、基材（織り方、編み方等）が異なる場合

④ 保育器における種類、原理、使用目的又は効果（強制換気式、自然換気式、運搬用等）が異なる場合（クラスⅡを除く）。なお、種類、原理、使用目的又は効果が同じ複数の品目を1品目として申請することができる。

⑤ レーザ等治療器における最高出力の定格値が異なり、性能、使用目的又は効果、安全性等に影響を与える場合

⑥ 視力補正用レンズ（非視力補正用コンタクトレンズを含む）におけるレンズの原材料、成分又は分量が異なる場合。ただし、原材料ポリマーの成分の一部とならない重合開始剤及び添加剤（着色剤、紫外線吸収剤等、なお、添加量が微量でレンズ基本性能が同一であれば重合性であってもよい）は除く。

⑦ 縫合糸における原材料（添加剤等を除く）が異なる場合。なお、原材料が異なる複数の製品を同時に使用する場合、それらを組み合わせて1品目として申請とすることができる。

⑧ 人工関節における原材料、構造・形状又は適応部位が異なる場合。なお、原材料が異なる製品を同時に使用する場合、それらを組み合わせて1品目として申請することができる。ただし、個々の構成品内に異なる原材料からなる複数製品を含めることはできない。

⑨ 人工骨における原材料、適応部位が異なる場合

⑩ 歯科材料における含有する医薬品成分が異なる場合

⑪ 子宮内避妊用具（IUD）における構造、原材料が異なる場合

1.3　届書・申請書の記載事項

　届書や申請書は薬機法施行規則にその様式が定められているので、それに従って原則として日本語で記載しなければならない。様式の標題を見るとその種類が多いが、その内容はほぼ共通しているので、以下に代表として医療機器製造販売承認申請書（様式63の8（1））の様式（青字は記載例）を示す。

収　入 印　紙		医療機器製造販売承認申請書	

類別		機械器具 7　内臓機能代用器	
名 称	一般的名称	中空糸型透析器（35004000）	
	販売名	ダイアライザー ABC	
使用目的又は効果		慢性又は急性腎不全など腎機能が著しく低下した症例を適用とし、尿毒症によって体内に貯留した水、尿毒物質を除去する。	
形状、構造及び原理		別紙 1 のとおり	
原材料		別紙 2 のとおり	
性能及び安全性に関する規格		別紙 3 のとおり	
使用方法		別紙 4 のとおり	
保管方法及び有効期間			
製造方法		別紙 5 のとおり	
製造販売する品目の製造所		名　　称	登録番号
		別紙 6 のとおり	
備　　　　　考		申請区分：後発医療機器（承認基準あり） 注意事項等情報・添付文書（案）：別紙 7 のとおり 外観写真：別紙 8 のとおり 単回使用 第一種製造販売業　13B1X00000 主たる事務所の所在地：東京都文京区本郷○○○○○ QMS 適合性調査申請書提出予定先：総合機構	

上記により、医療機器の製造販売の承認を申請します。

　　　　年　月　日

　　　　　　　　　　住　所（法人にあつては、主たる事務所の所在地）
　　　　　　　　　　　東京都千代田区○○○○町○○番地

　　　　　　　　　　氏　名（法人にあつては、名称及び代表者の氏名）
　　　　　　　　　　　○○○○医療器株式会社
　　　　　　　　　　　　　　代表取締役社長　医　機　太　郎　㊞

厚生労働大臣　　　殿

　　　　　　　　　担当者住所：〒 113-0033 東京都文京区本郷○○○○○
　　　　　　　　　　所属：薬事部登録課
　　　　　　　　　　氏名：医機花子
　　　　　　　　　　電話番号：03-1234-5678
　　　　　　　　　　FAX 番号：03-9876-5432
　　　　　　　　　　メールアドレス：hiki@example.co.jp
　　　　　　　　　　業者コード：999999-000

　なお、承認申請書及び届書についてはDWAP又はFD申請ソフトの使用が推奨されているので、それに従って入力することにより定められた様式に従った申請書・届書を作成することができる。

　書類の用紙の大きさはA4（210 mm×297 mm）である。様式の各欄への記入内容は以下の①〜⑭のとおり定められている。

　多くの場合、形状、構造及び原理欄以下の欄は、保管方法及び有効期間欄を除いてA4の様式には収まらないため、様式の欄中には「別紙1のとおり」などとだけ記載して、別紙1などとした別の書類（これも用紙の大きさは原則としてA4とするが、複数ページになることも多い)にそれぞれの具体的内容を記入することになる。

　書類が複数ページになる場合は必ずページ番号を付して、乱丁や落丁があった場合にすぐわかるようにしておく。ページ番号は、全体をとおしで付す方法でもよいが、別紙番号の枝番形式でページ番号を付すと、審査に対応して申請内容を修正するために書類の差し換えが必要となってページ数が変わってしまった場合にも、書類すべてのページ番号を変更する必要がないので便利である。また、最後のページ番号は丸で囲むなど、そのページで終わることを明確に示すようにする。例えば、…5、6、⑦や、1-1、1-2、1-③、2-1、2-②、…などである。

①　類別欄

　薬機法施行令別表1の類別を記入する。一般的名称には該当する類別が決められている（一部例外あり）ので、名称欄に記載する一般的名称に対応した類別を記入する。

②　一般的名称欄

　申請・届出対象の医療機器の一般的名称（コード番号をカッコで付記する）を記入する。一品目中に複数の一般的名称が含まれる場合で、品目全体を総称した一般的名称がない場合は、クラス分類が最も高リスクに分類される一般的名称又は主たる使用目的等からみて該当する一般的名称とする。

③　販売名欄

　申請・届出者が申請・届出対象の医療機器全体に対して定めた「販売名」を記載する。販売名は申請者が自由に定めて良いが、申請・届出対象の医療機器の性能等に誤解を与えたり保健衛生上の危害を発生するおそれがあるようなものでなく、かつ、医療機器としての品位を保つものでなければならない。また、他の用途を想定させるような販売名も認められない。

　なお、一物一販売名が原則であるが、販売先のブランド別にするなどの妥当な理由があれば一物多名称とすることもできる。ただしその場合は、その理由を記載した書類を申請・届出書に添付するとともに、販売名ごとに別品目として申請・届出する必要がある。

④　使用目的又は効果欄

　製造販売届書の場合は、一般的名称の定義の範囲内で届出対象医療機器の使用目的又は効果を記載する。例えば救急絆創膏であれば「傷口の保護」などである。

　認証申請の場合は、認証基準の使用目的又は効果の範囲内で記載する。例えばパルスオキシメータであれば「動脈血の経皮的酸素飽和度を測定し、表示する」などである。

　承認申請の場合は、医療機器の特性に応じて適応となる患者と疾患名、使用する状況、期待する結果等について記載する。承認基準に適合するものはその基準で定められた使用目的又は効果を記載する。例えば中空糸型透析器では「慢性又は急性腎不全など腎機能が著しく低下した症例を適用とし、尿毒症によって体内に貯留した水、尿毒物質を除去する」などである。

　本欄の記入にあたって、ついあれにも使えるし、これだってと、勢いに任せて書きすぎないように注意したい。もし、記載内容が既存の医療機器と異なるなら、それは新医療機器とされるかもしれない。持っているエビデンスなどから適切に説明ができる使用目的・効果とするよう慎重にすべきである。

⑤ 形状、構造及び原理欄

　対象医療機器の外観形状、構造、原理、各構成部品又はユニット、電気的定格、各部の機能等、どのような品目であるのか図面等を含めて分かりやすく記載する。また、品目を構成する物は、付属品、オプション品などを含めてすべてについてその形状、構造を記載する。

　図面と対応させて次のように各部の名称、機能などを記述するとよい。

番号	名　称	機　能
1	中空糸	血液を……
2	○○○○	……
…	……	……

　対象医療機器が粉状又は液状のものである場合は、形状としてその旨を記載する。

　対象医療機器が既に承認・認証・届出済みの医療機器との組み合わせであり、使用目的又は効果がその構成医療機器それぞれの使用目的又は効果の範囲内である場合は、④〜⑪欄に承認・認証・届出済みの構成医療機器に関してのそれぞれの記載をせずに、本欄に該当する構成医療機器の名称などを以下のように記載して、「簡略記載」とすることができる。なお、以下の表の右から2番目の欄は、認証申請の場合は「認証番号又は製造販売届出番号」と、製造販売届の場合は「製造販売届出番号」とする。従って認証申請ではその中に承認品目を含めることはできず、届出書の場合には組み合わせることができるのは届出品目だけである。

	構成医療機器である既承認医療機器等の名称		承認（認証、製造販売届出）番号	製造販売業者等名
	一般的名称	販　売　名		
1	△△△△	△△△△	14B1X ○○○…	（株）△△△
2	○○○○	○○○○	218AABZX ○○○…	（株）○○○
3	□□□□	□□□□	令和×年×月××日認証申請中　申請先：□□□□	自社
…	……	……	……	……

　申請中の医療機器を簡略記載としてこの表に含めることもできるが、その場合には簡略記載した医療機器のすべてが承認・認証された後に、当該申請が承認・認証されることになる。

⑥　原材料欄

　形状、構造及び原理欄において記載した内容との対応関係が明確となるように原材料等及びその規格を記載する。以下に記載例を示す。

番号	名称	原材料	規格	摘要
1	Oリング	シリコーンゴム	別添1	血液等接触あり
2	キャップ	××樹脂		血液等接触なし
…	……	……	……	……

＊別添1は次ページ

　直接又は薬液等を介して間接に血液・体液・粘膜等に接触する又は性能に大きく影響する原材料以外は、簡潔な記載で差し支えない。また、原材料がその使用目的、性能及び安全性に直接的な影響を及ぼすものではない医用電気機器の外装や操作パネル等（患者装着部を除く）の原材料の記載は不要である。

　プログラムを記録した記録媒体のように、特に記載を要する原材料がない品目においては空欄にする。

別添 1

規 格 項 目			シリコーンゴム（ポリオルガノシロキサン）		
A．一般名又は通称			シリコーンゴム（ポリオルガノシロキサン）		
B．一般的な化学情報					
1．化学名					
2．CAS 番号、USAN 名、化審法 　　届出番号					
3．構造式					
4．分子量、その他					
5．低分子量成分量					
6．水溶性成分量					
C．原材料製造業者等からの情報					
1．製造業者名			○○シリコーン（株）		
2．製品名（又は商品名）			エラスト○○		
3．製品番号又は記号			WS98		
4．原材料規格、製品仕様			規格値	単位	試験方法
			比重：1.18±0.03	g/cm^3	JISK6249
			硬さ：79±3	ShoreA	JISK6249
			引張り強さ：7.8 以上	MPa	JISK6249
			伸び：200 以上	%	JISK6249
5．添加剤成分の種類と配合量			補強充填剤：二酸化珪素 20〜40% 化学式：SiO$_2$ 加硫剤：2,5-ジメチル-2,5-ジ-(tert-ブチルペルオキシ)-ヘキサン　2〜5%		
			化学式		
D．公的規格名と番号					
1．JIS、ISO 及び ASTM の医療 　　機器材料規格					
2．JP、USP、EP の医療機器又 　　は医薬品容器規格					
3．その他の公的規格					
E．マスターファイル登録番号					
F．化学分析					
1．有機溶媒抽出物の同定と定量					
2．材料化学試験					
3．ポリマー構造の解析					

⑦　性能及び安全性に関する規格欄

　品質、安全性及び有効性の観点から、申請・届出対象の医療機器の要求事項として求められる設計仕様のうち、「形状、構造及び原理」欄に該当しない事項を記載する。

　製造販売時における、物理的、化学的、生物学的、電気的、機械的安全性を含むその医療機器の品質、有効性（性能、機能）の観点から求められる規格等を具体的な数値等により設定して記載する。なお、ここで設定、記載される規格は製造過程での管理規格値と同じであるとは限らない。JIS規格、国際基準等、参照できる規格・基準がある場合はその規格・基準を記載し、引用可能な規格・基準がない場合は、試験方法も併せて記載する。

⑧　使用方法欄

　申請・届出対象の医療機器の使用方法を、順を追って、必要に応じて図解する等により、わかりやすく記載する。未滅菌製品で使用に際して必ず滅菌した上で使用する製品については、その旨及び滅菌方法、滅菌条件（薬剤、ガス等を含む。）を記載する。

　他の医療機器と組み合わせて使用する医療機器で、有効性及び安全性の確保のために特定の条件を満たす医療機器と併用しなければならない場合は、組み合わせて使用する医療機器の条件を記載した上で、当該機器を含めた使用方法を説明する。

　再滅菌を行なって繰り返し使用することを前提とする医療機器の場合は、その旨と再滅菌の方法を記載する。

⑨　保管方法及び有効期間欄

　保管方法については、冷暗所等一定の条件の下に保管しなければ、変質、劣化等が起こり得る製品について、その保管方法、保管条件を記載する。

　有効期間については、経時的に品質の低下をきたし有効期間を定める必要がある製品について、設定した有効期間を記載する。ただし、有効期間が3年を超えるものは記載の必要がない。

　いずれも記載を要しない場合は空欄でよい。

⑩ **製造方法欄**

設計、主たる組立等、滅菌、国内での最終製品の保管の各製造工程を行なう登録製造所が単一でない場合等は、各工程の関係について誤認が生じないよう、各登録製造所の関係についてわかりやすく記載する。

例えば薬剤コーティングなど、工程の製造条件によって製品の使用目的、性能等が影響を受けるものは、登録製造所以外で行なう工程も含めて、フロー図等を用いてその製造条件を記載する。なお、製造方法欄の記載に代えて、原材料欄に加工の目的及び加工後の仕様を記載することでも差し支えない。

滅菌医療機器は、滅菌方法、引用する滅菌バリデーション基準を記載する。本体と構成部品で滅菌が異なる場合は、それぞれの滅菌方法を明確にする。「製造販売する品目の製造所」欄に記載する滅菌方法が放射線又はその他である場合は、製造方法欄に滅菌方法を具体的に記載する。

外科用キットのような組合せ医療機器に関しては、構成品の滅菌状況等の確認ができるよう、工程フロー図等の記載が必要である。

構成部品単体で医療機器として既に承認・認証・届出済みのものを組み込む場合、当該構成医療機器の製造販売業者の氏名、承認・認証・届出番号、販売名、並びに構成品の名称を記載する。また、当該構成医療機器が滅菌品である場合は、最終製品の滅菌方法に加えて組み合わせる前の滅菌方法を記載する。以下にその記載例を示す。

(滅菌済み構成品を組み合わせるキット製品の場合の記載例)

構成品			承認・認証・届出番号	構成品の滅菌方法	品目全体の滅菌方法
一般的名称	販売名	構成品名			
○○○	ABCD	△△△	13B1X0000000	なし	滅菌（EOG）
○○○	XYZ	△△	＊＊＊＊	滅菌（電子線）	滅菌（EOG）
○○△	QRS	△△×	＊＊＊＊	滅菌(EOG)	滅菌（ガンマ線）滅菌（EOG）

⑪ **製造販売する品目の製造所（名称、登録番号）欄**

製造販売する品目に関して、登録を受けた製造所ごとに、製造所の名称、製造業登録番号、製造工程を記載する。

　製造工程に関しては、「設計」（一般医療機器を除く）、「受入、分解及び洗浄等」（再製造単回使用医療機器のみ）、「主たる組立て」（プログラムを除く）、「滅菌」（滅菌工程があるもののみ）、「保管」（媒体のないプログラムを除く）の別を該当する製造所ごとに記載する。設計を行なう施設が、製造販売業者の主たる事務所と同一の場所であって製造業の登録がない場合の登録番号は、「88AAA88888」と記載する。

　また、滅菌については、放射線、EOG（エチレンオキサイドガス）、湿熱、その他の別を製造所ごとに記載する。

　製造所が登録申請中の場合は、その旨を記載する。

　以下に記載例を示す。

製造所の名称	登　録　番　号	製造工程
○○○○	88AAA88888	設計
△△△工場	13BZ000000	主たる組立て
●●●工場	22BZ000000	滅菌（湿熱）
☆☆☆☆	14BZ000000	保管

⑫　備考欄

　特定保守管理医療機器に該当する場合、単回使用医療機器の場合、新規原材料を含有する場合、それぞれその旨を記載する。

　注意事項等情報・添付文書（案）を備考欄の別紙として添付する（クラスⅣ医療機器を除く）。

　また、対象医療機器の外観が把握できるような写真または図版（CG等）を備考欄の別紙として添付する。

　承認・認証申請の場合は製造販売業の許可の種別、許可番号、製造販売業の主たる機能を有する事務所の所在地を記載する。なお、許可申請中の場合はその旨を記載する。

　申請品目が、他の医療機器の一部として他の品目の製造工程において使用される場合は、「製造専用として使用されうる医療機器」と記載する。

　承認・認証申請書の場合は、並行してQMS適合性調査申請がある場合はその申請提出予定先（総合機構又は登録認証機関名）を記載し、

QMS適合性調査を省略する場合はその根拠及び有効な基準適合証番号及び交付年月日を記載し、その基準適合証の写しを添付する。

承認申請の場合には申請区分を記載する。

⑬　年月日及び住所、氏名

日付は実際にその書類を受付窓口に提出（郵送を含む）する予定の日付とする。住所・氏名については、法人の場合は登記上の主たる事務所（本社）所在地、登記した法人名（社名）を記載するとともに、代表者の氏名をその肩書きとともに記載する。印鑑は登記所に提出している代表者印を押印する。

⑭　担当者の氏名と連絡先

様式として定められているわけではないが、その届出や申請に関して提出先から照会、連絡等が必要な場合に、その窓口となって適切に対応できる担当者の氏名及び連絡先の住所（部署等を含む）、電話番号、FAX番号、メールアドレス等を様式の右下部などに必ず記載する。

申請・届書の記載上の注意や必要な添付資料については各種の行政通知が発出されているので、関係する通知にはひととおり目をとおしておくのがよい。インターネットでPMDAの承認審査業務ページの各種関連通知のページ、厚生労働省の所管の法令等の通知検索のページ、都道府県の医薬品・医療機器関係情報のページ中に行政通知があるので閲覧することができる。また、有料ではあるが公益財団法人医療機器センターでは関係の法令、通知などが検索できるwebサービスを行なっている。

2　製造販売届書

一般医療機器を発売したいときはどうするの？

一般医療機器については、医療機器製造販売届書をPMDAに提出することで手続きは完了する。手続きは、DWAPにより作成した書類に押印して申請窓口に提出（郵送を含む）することにより行なう。

　書類の提出にあたって、その届出手続きが適正なものかどうかについては必ずしも届出窓口で審査されているわけではないので、届出者側で一般的名称への該当性や新医療機器に該当しないことなどを十分確認しておかなければならない。後になって、実際には一般的名称がクラスⅡ以上となるものであったり新医療機器に該当するものであったりした場合は、届出は無効となって市場からの当該医療機器の回収が必要となるなど影響が大きいので、判断根拠に疑問などがある場合は、PMDA での全般相談や開発前相談を利用するなどして疑問点を解消しておくのがよい。

　製造販売届書には様式中に、製造販売業の許可の種類欄及び製造販売業の許可番号及び年月日欄がある以外は製造販売承認申請書と同じである。

　製造販売届の場合は承認や認証と違って固有の届出番号が付与されるわけではないので、届出者がその届出時に自ら固有の製造販売届出番号を設定し、届書の備考欄にそれを記載しなければならない。製造販売届出番号は、製造販売業許可番号の後に製造販売届出順に000001番から連番で付番するなど16桁の品目固有の番号となるように付番する。

3　製造販売認証の申請

> 製品の認証を受けるにはどうするの？

3.1　認証基準

　製造販売認証は、対象となる製品に特段の新規性がなく、かつ、一定の基準に適合するものであり、そしてその基準が適切なものであるならば、その製品は期待される効果と安全性を有していると考えることができる、ということを基本としている。この基準が認証基準といわれるもので、厚生労働省告示（平成17年厚生労働省告示第112号）及び通知（平成26年薬食発1105第2号ほか）により定められている。

　認証基準は、医療機器の種類ごとの基準と共通の基準からなっており、どちらにも適合していなければならない。共通部分では以下の事項が定められており、この両方を満たしていなければならない。

○既存の医療機器と実質的に同等であること
○基本要件基準に適合すること

　医療機器の種類ごとの基準は、対象医療機器の使用目的又は効果と適合すべき日本産業規格（JIS）若しくは国際電気標準会議が定める規格（IEC規格）の組合せ（前記告示別表3）、又は対象医療機器の使用目的又は効果と既存の製品との比較評価をする評価項目の組合せ（前記告示別表1及び2）からなる基準となっている。以下に基準の例を示す。

（告示別表1の例）

	医療機器の名称	基準	
		既存品目との同等性を評価すべき主要評価項目とその基準	使用目的又は効果
インスリンペン型注入器基準	1 インスリンペン型注入器	次の評価項目について厚生労働省医薬・生活衛生局長が定める基準により評価すること。 1　機械的性能 2　投与量の精度 3　無ディフェクト性	専用医薬品カートリッジ及びペン形注入器注射針を取り付けて使用し、皮下へインスリンを注入すること。

（告示別表3の例）

		基準	
	医療機器の名称	日本産業規格又は国際電気標準会議が定める規格	使用目的又は効果
移動型アナログ式汎用X線診断装置等基準	1　移動型アナログ式汎用X線診断装置 2　ポータブルアナログ式汎用X線診断装置 3　ポータブルデジタル式汎用X線診断装置 4　据置型アナログ式汎用X線診断装置 5　据置型デジタル式汎用X線診断装置 6　移動型デジタル式汎用X線診断装置	T0601-1-3 Z4751-2-54	人体を透過したX線の蛍光作用、写真作用又は電離作用を利用して人体画像情報を診療のために提供すること。

　医療機器の名称には、その基準が適用される1又はそれ以上の一般的

名称が示されている。既存品との同等性の評価項目の評価基準等については前記通知（平成26年薬食発1105第2号ほか）で示されている。使用目的又は効果は、その医療機器の使用目的又は効果がこの範囲内でなければ認証されないことを示すものである。

JIS又はIEC規格に2以上の規格がある場合は、そのすべてについての適合性が確認されなければならない。また、その医療機器がそれぞれの規格に定められている適用範囲内に入らない場合は認証されない。

既存医療機器との実質的な同等性の判断に関連して、医療機器の使用目的又は効果に影響を与えない付帯的な機能であって、既存の医療機器にも存在する附帯的な機能のリストが通知されており（平成17年薬食機発第0608001号ほか）、認証申請する医療機器の附帯的な機能がこの範囲内であれば同等性の問題はないと考えてよい。なお、このリストにない附帯機能であっても、既存の医療機器での存在が確認できるもの又は実質的な同等性に影響を与えないようなものであれば、認証対象の範囲内と判断される。

これらの基準への適合性を確認した試験については、以下の信頼性基準（薬機法施行規則第115条）に適合しており、生物学的安全性の試験はGLP適合施設で行なわれたものでなければならない。

☆当該資料を作成することを目的として行なわれた調査又は試験において得られた結果に基づき正確に作成されたものであること

☆試験において、申請品目の品質、有効性又は安全性を有することを疑わせる結果が得られた場合には、その結果について検討及び評価を行ない、その結果が当該資料に記載されていること

☆動物の組織標本など資料の性質上その保存が著しく困難であると認められるものを除いて、当該資料の根拠になった資料（原資料）は、認証を受ける（又は拒否される）までの間保存されること

3.2　登録認証機関

製造販売認証は申請に基づいて厚生労働大臣により登録された登録認証機関が行なう。登録認証機関として登録されるための要件は以下のす

べてを満たすことである。

　○ ISO17021-1 及び ISO17065 に適合する

　○申請法人の代表者が製造販売業者の役職員や申請法人の親法人が製
　　造販売業者であるなどの、医療機器の製造販売業者等に支配されて
　　いることがない

　○登録取消処分を受けてから 2 年以内、認証業務を特定の国内（現在
　　は日本国内のみである）以外でも行なう、などの欠格事項に該当し
　　ていない

　以上のほか、認証業務を開始するためには業務規定の認可を厚生労働
大臣から受けなければならない。

　「認証」とは、その対象が特定の規格基準などの一定の要件を満たして
いる旨を他者に対して発表することであり、そのために認証機関は第三
者の立場で対象の適合性評価を行なう。なお、第二者とは製品の需用者、
第一者とは製品の供給者であり、第三者とはこれらから独立・中立な立
場のことである。適合性評価の全体については ISO 規格の 17000 番台
（JISQ17000 番台）などの規格が定められており、薬機法による認証につ
いても基本的にこの考え方がとられている。認証制度では、基準適合性
の責任は第一義的に申請者が負っており、認証機関が関与してそれを確
認するというものである。

　登録認証機関は令和 2 年 7 月時点で以下の 12 機関がある。

テュフズードジャパン株式会社
テュフ・ラインランド・ジャパン株式会社
ドイツ品質システム認証株式会社
BSI グループジャパン株式会社
SGS ジャパン株式会社
株式会社コスモスコーポレイション
一般財団法人日本品質保証機構
ナノテックシュピンドラー株式会社
一般財団法人電気安全環境研究所
公益財団法人医療機器センター
株式会社アイシス
DEKRA サーティフィケーション・ジャパン株式会社

　それぞれの認証機関はその認証業務を行なう医療機器の種類の範囲が決まっており、それぞれの認証機関のホームページのほか、厚生労働省のホームページの「登録認証機関制度について」のページでは一覧表で確認できる。

　厚生労働省（厚生労働大臣）は薬機法により、認証取消の命令、認証申請者からの申し立てによる認証審査のやり直しの命令などの登録認証機関への監督権限がある。

3.3　製造販売認証申請

　医療機器が認証基準に適合していることを確認したら認証申請を行なうことになる。申請先となる認証機関は品目ごとに任意に選択できるので、ホームページ等からの情報収集、認証機関への問合わせ等により申請先を決めればよい。なお、一定の手続きにより後から認証機関を変更することも可能であるが、同じ品目を同時に複数の機関に認証申請する（いわゆるフォーラム・ショッピング）ことは、認証制度の信頼性を損なう行為であり行なうべきでない。

　指定高度管理医療機器・指定管理医療機器製造販売認証申請書への記載は「1　届書・申請書の記載事項等」の説明のように行なう。申請にあたっては申請書とともに、申請の品目が認証基準に適合していることを示す、設計検証及び妥当性確認文書などの添付資料を提出しなければならない。

　有効な基準適合証を保有していることにより QMS 調査が不要である場合以外は、QMS 適合性調査の申請が必要なので、認証機関の指示に従って同時に指定高度管理医療機器等適合性調査申請書も提出する。

　一般的な認証審査スキームは次ページの図のようである。

　同じ内容の製品を複数の販売名で製造販売する（「複数販売名」といわれる）場合は、販売名以外の記載が全く同じ申請書を販売名ごとに提出する。この場合は申請書の右上に朱書きで「複数販売名申請」（同時に申請する場合）又は「販売名追加申請」（後から申請する場合）と記載し、

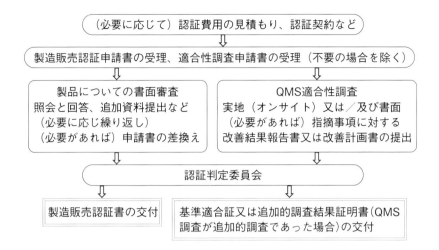

申請書の備考欄に複数販売名とする理由及び販売名の一覧表を記載するとともに、後からの申請の場合には備考欄に「認証番号○○○の販売名追加申請」と記載する。また、添付資料は最初に提出する１つの申請書（「代表品目」といわれ認証番号の末尾３桁が000となる）にのみ添付すればよい。

　認証された場合には、申請書の副本を含む認証書が申請者に交付される。なお、認証申請資料の根拠となる資料（原資料）は、認証後５年間保存しておかなければならない。

　製造販売認証後は認証取得者等の品質マネジメントシステムに対して、認証後５年ごとに定期調査（有効な基準適合証を保有している場合を除く）及びその間の毎年の実地（オンサイト）調査によるサーベイランスを受けなければならない。なお、サーベイランスについては、登録認証機関のうちの１つにより行なわれた場合にはその調査結果報告書を、米国・欧州等の認証機関によるISO13485の認証を受けている場合はその認証書等を、それぞれ示すことによりサーベイランスがなされたとみなされるので、複数の認証機関によるサーベイランスを避けることができる。

4 認証申請の添付資料

認証申請にはどんな資料が
必要となるの?

　認証申請された医療機器が認証の要件を満たすものであるかどうかを確認するためには申請書中の記載のみでは不十分であり、以下の情報を記載した書類を添付資料として提出しなければならない。これらの文書は STED（ステッド：サマリー・テクニカル・ドキュメント）といわれるもので、記載の根拠となる試験成績書などをその末尾にまとめて又はその間に編入して添付する。添付資料は原則として邦文でなければならない。

　STED の記載内容は以下のとおりである。

STED の記載内容

1. 品目の総括
以下の 4 項目の説明からなる。

1.1 品目の概要
　類別、一般的名称、販売名、クラス分類、申請者名、使用目的又は効果、構造・原理、使用方法を 1 ページの一覧表にして示す。

1.2 認証基準への適合性等
　使用目的又は効果が認証基準どおりであること、既存製品と本質的に同等であること、附帯機能についても附帯機能リストの範囲内等であること、42 条基準のある品目の場合はその基準に適合していること、認証基準で定められた規格等で形状・構造の規定があるものはそれに適合していることを、それぞれ簡潔に説明する。また、申請品目の性能及び安全性に関する規格について、認証基準で定められた規格又は同等性評価項目での関連規格及び基本要件基準チェックリストでの関連規格からみて必要十分なものであることを説明する。

1.3　類似医療機器との比較

申請品目と類似している既存製品との比較を、既存製品の最新の添付文書等によりその承認・認証年月日、使用目的、原理、原材料等を表にして比較する。また、認証基準の規格に JIST0993-1 がある品目の血液・体液・粘膜等に直接又は間接に接触する部分の原材料について、接触部位及び接触期間が同等以上の使用前例がある場合にはその承認・認証番号などを記載し、前例がなく新規の原材料を使用する場合はその理由を記載する。

1.4　外国における使用状況

外国で使用されていてこれまでに製品の変更等が必要となったなどの不具合事例があった場合にその概要を記載する。

2.　基本要件基準への適合性

基本要件基準適合性チェックリストにより基本要件への適合を示す。基本要件適合性チェックリストは認証基準ごとに通知（令和2年薬生機審発0225第1号ほか）で示されており、厚生労働省のホームページの「登録認証機関制度について」などからもダウンロードできるのでそれに従って記載する。次ページにその例を示す（部分、青字は記載例）。

3.　機器に関する情報

医療機器そのものに対する情報の大部分は認証申請書に記載されているので、ここにはそれを補足する情報を記載する。特段の記載すべき情報がない場合は、この項目全体を省略してもよい。

4.　設計検証及び妥当性確認文書の概要

基本要件基準及び認証基準への適合性を示すために実施した試験について記載する。

試験が ISO17025 認定機関又は JNLA（産業標準化法試験事業者登録制度）登録機関で行なわれ、規格への適合が確認されている場合は適合証明書を添付する。

規格値が規定されていないものなど適合証明書ではない場合は、試験

（基本要件基準適合性チェックリストの例）

基本要件	当該機器への適用・不適用	適合の方法	特定文書の確認	該当する添付資料又は文書番号等
（設計） 第1条　医療機器（専ら動物のために使用されることが目的とされているものを除く。以下同じ。）は、当該医療機器の意図された使用条件及び用途に従い、また必要に応じ、技術知識及び経験を有し並びに教育及び訓練を受けた意図された使用者によって適正に使用された場合において、患者の臨床状態及び…	適用	要求項目を包含する認知された基準に適合することを示す。 認知された規格に従ってリスク管理が計画・実施されていることを示す。	医療機器及び体外診断用医薬品の製造管理及び品質管理の基準に関する省令（平成16年厚生労働省令第169号） JIST14971：「医療機器−リスクマネジメントの医療機器への適用」	本別添資料4「規格への適合宣言書」 本添付資料6リスクマネジメント
（リスクマネジメント） 第2条　医療機器の設計及び製造に係る製造販売業者又は製造業者（以下「製造販売業者等」という。）は、最新の技術に立脚して医療機器の安全性を確保…	適用	認知された規格に従ってリスク管理が計画・実施されていることを示す。	JIST14971：「医療機器−リスクマネジメントの医療機器への適用」	本添付資料6リスクマネジメント
（医療機器の性能及び機能） 第3条　医療機器は、製造販売業者等の意図する性能を発揮できなければならず、医療機器としての機能を発揮できるよう設計及び製造されなければならない。	適用	要求項目を包含する認知された基準に適合することを示す。	医療機器及び体外診断用医薬品の製造管理及び品質管理の基準に関する省令（平成16年厚生労働省令第169号）	本添付資料4「規格への適合宣言書」

　項目、実施施設、資料番号等を一覧表にするとともに、試験ごとに試験方法及び試験結果を一覧表とする。

5.　注意事項等情報・添付文書（案）

　注意事項等情報・添付文書（案）の記載内容について、認証基準であ

る規格で記載が必要とされている事項についての説明、リスクマネジメントを実施した結果から注意事項等情報・添付文書（案）に注意事項等を反映させたことなどを説明する。

6.　リスクマネジメント

JIST14971 に従って行なったリスクマネジメントの概要について記載するとともに、以下の 2 項目についても記載する。

6.1　リスクマネジメントの実施状況

リスクマネジメント活動がどのような組織及び文書に基づいて行なわれたのかについて、表形式で概要を簡潔に記載する。

6.2　安全上の措置を講じたハザード

申請品目に関連性のあるハザードで厚生労働省等から通知等により安全対策上の対応を求められたハザードがある場合に、当該ハザードについてのリスク分析の結果（通知以前に設計開発が終了していて設計開発時に当該ハザードについてのリスク分析が行なわれていない場合はそれに対する考察）、及び実施したリスク軽減措置（実施した場合）について表形式等を用いて簡潔に記載する。

7.　製造に関する情報

認証申請書の「性能及び安全性に関する規格」欄の記載項目に対応して、検査工程で確認している事項を以下のような表で説明する。

性能及び安全性に関する規格		製造工程中にて確認している事項
形状及び外観	(1) …	最終製品にて、全数検査
	(2) …	
	(3) …	
…試験		最終製品から抜取りして実施
…検査		購買管理先からの受入れ時に確認
…強度		他の○○検査により担保
…係数		設計検証により検証済み
…		…

滅菌済み製品については以下の項目についても記載する。

7.1　滅菌方法に関する情報

　滅菌バリデーション（原則としてエチレンオキサイド滅菌については JIST0801 によるなど、平成 29 年薬生監麻発 0215 第 13 号「滅菌バリデーション基準」に従って行なったものであること）の実施状況を記載する。また、滅菌パラメータ等の滅菌条件を記載した、無菌性保証水準（SAL）を担保するためのバリデーションに関する宣言書を添付する。

　エチレンオキサイド滅菌を行なう品目の場合は、滅菌後に残留するエチレンオキサイド及びエチレンクロロヒドリンの試験結果の記載も必要である。

　ヒト及び動物由来材料を使用する場合は、その起源、ウイルスその他の病原体の製造工程中での除去などについての説明が必要である。

5　製造販売承認の申請

> 製造販売承認を受けるときの手続きはどうするの？

5.1　申請区分

　製造販売承認申請については、申請品目が既存の医療機器と比較しての新規性の程度により、承認審査の手順や審査期間、さらには必要な審査資料などが異なり、この違いは「申請区分」といわれる。

　例えば医薬品の場合には、有効成分が異なる、有効成分は同じであるが投与経路が異なる、など新規性の程度は比較的明確である。これに対して新たに市場に投入される医療機器は既存の製品と何らかの違いがあるのが普通であり、それをどのように評価すべきかが考えられてきた。既存の医療機器と実質的に同等（substantially equivalent）である医療機器ならば、その有効性、品質、安全性の評価方法は既に定まっていることが多く、それに従うことで容易に評価が可能である。実質的に同等でない場合は、その新規性の程度などにより評価のための難度が増すことになる。このため一般医療機器であっても、新医療機器に該当するものは承認申請の対象とする運用がなされている。

　主な申請区分には以下の4種類があり、申請の際に必要となる資料や手数料が異なるので、誤りの無いようにしなければならない。申請区分に疑問がある場合(特に後発医療機器として申請しようとする場合など)はPMDAの医療機器資料充足性・申請区分相談（有料：約13.5万円）を利用するなどするとよい。

○**新医療機器**：既存の医療機器と構造、使用方法、効果又は性能が明らかに異なる医療機器のこと。新医療機器として承認され、使用成績評価期間が終了していない医療機器と同等であるもの（「追っかけ新医療機器」といわれることがある）を含む。

○**改良医療機器（臨床あり）**：「新医療機器」及び「後発医療機器」のいずれにも該当しないもの、すなわち新医療機器ほどの新規性はないが既存の医療機器と実質的に同等ともいえないもので、臨床試験成績によりその有効性・安全性等を説明しようとするもの。

○**改良医療機器（臨床なし）**：「新医療機器」及び「後発医療機器」のいずれにも該当しないもので、その有効性・安全性等の説明のために臨床試験成績が必要ないもの。

○**後発医療機器（承認基準あり・なし）**：既存の医療機器と構造、使用方法、効果及び性能が実質的に同等であるもの。追っかけ新医療機器を除く。なお、承認基準に適合するものとしての申請が「承認基準あり」になり、それ以外は「承認基準なし」である。

(注) 承認基準とは、その基準への適合性を確認することにより承認審査を行なう医療機器に関する基準のことで、コンタクトレンズ承認基準、眼内レンズ承認基準など44基準（令和2年6月現在）が厚生労働省医薬・生活衛生局長通知により示されている。

　それぞれの申請区分の申請から承認までの経過期間は以下のようになっている。

新医療機器：申請　←4.4〜（9）〜12→　承認
改良（臨床あり）：申請　←6.5〜（8.4）〜8.8→　承認
改良（臨床なし）：申請　←4.9〜（5.8）〜7.3→　承認

後発医療機器：申請　←2.6〜（3.9）〜6→　承認

　いずれも数値は、「25％タイル値」〜（中央値）〜「75％タイル値」の月数を示し、新医療機器と改良（臨床あり）は平成30年度下半期〜令和元年度上半期の、改良（臨床なし）と後発医療機器は平成27年度〜平成28年度上半期でのものである。

5.2　承認拒否事由

　承認申請した医療機器が以下のいずれかの1つ以上に該当すると、その申請は承認されない（薬機法第23条の2の5第2項第3号）。
- イ　申請された効果又は性能を有すると認められないとき
- ロ　その効果又は性能に比して著しく有害な作用を有することにより、医療機器として使用価値がないと認められるとき
- ハ　その性状又は品質が保健衛生上著しく不適当な場合

　これらの条件は一般に「承認拒否事由」といわれており、承認審査とは要するに申請されたものがこれらのいずれにも該当しないことを確認することである。申請書の内容及び添付資料からこの確認ができると承認され、確認できなければ承認されないこととなる。

5.3　PMDAでの対面助言

　製造販売承認申請は製品開発の最終ステージにおいて行なうことになるので、申請者が考えていた当該医療機器の有効性・安全性等を説明するストーリーについて、承認審査過程で問題が明らかになると開発過程が後戻りしてしまうことになる。
　PMDAには承認申請前に評価資料の適切性などについて承認申請予定者に助言を行なう「対面助言」の制度がある。そこでの助言結果はその後に特段の状況変化が無ければ承認申請時点でも有効なので、実際上は事前審査と考えてもよいものであり、製品開発過程のマイルストーンごとにその評価を確定することができる。

　例えば、承認されるためにどのような資料が必要と考えられるかなどについて PMDA の考えを確認したい場合は、医療機器開発前相談（有料：約 30 万円）や医療機器臨床試験要否相談（有料：約 100 万又は 200 万円）などを利用するとよい。また、計画している試験又は実施した試験結果等が承認審査資料として適切なものと認められるかどうか確認したい場合には、医療機器プロトコル相談、医療機器評価相談（いずれも有料：約 10 万〜250 万円）などが利用できる。

　医療機器の開発研究等を行なう大学、研究機関等が、将来の認可手続きに必要な試験・治験計画策定等に関して、指導・助言を受けるための医療機器戦略相談（有料：約 90 万又は 9 万円）などもある。

　これらの相談については、PMDA のホームページの審査関連業務の相談業務のページで申込み方法等を確認できる。

5.4　製造販売承認申請

　承認申請の準備が整ったら DWAP 又は FD 申請ソフトなどにより申請書を作成して PMDA の申請窓口に提出（郵送を含む）する。申請書への記載は「1 届書・申請書の記載事項等」の説明のように行ない、製造販売業の許可証の写しを添付する（申請中の場合を除く）。また、備考欄に申請区分とその理由を記載する。

　申請する医療機器に対応する一般的名称がない場合には、既存の一般的名称に該当しない理由、新設する一般的名称案（定義、特定保守管理医療機器・生物由来製品等の該当性などを含む）又は一般的名称の定義の変更案などを添付する。

　申請書正本の鑑（申請書 1 ページ目の代表者印が押されるページのこと）に国に納める申請手数料相当額（約 3.3 万又は 10 万円）の収入印紙を貼付する（印紙は消印しない）。

　申請にあたっては申請書とともに、申請の品目が承認拒否事由に該当しないことを示す、設計検証及び妥当性確認文書、新医療機器などには臨床試験成績などの添付資料を提出しなければならない。

　有効な基準適合証を保有していることにより QMS 調査が不要である

　場合以外は、QMS 適合性調査の申請が必要なので、承認審査の進行に従って（後発医療機器・改良医療機器臨床なしの場合は承認申請と同時又は 10 日以内に）PMDA 理事長宛ての医療機器適合性調査申請書（承認申請のシステム受付番号の記載が必要である）も提出する。

　また、厚生労働大臣の製造販売承認を受けるためには、PMDA による承認審査と申請資料の信頼性調査を受けなければならないので、承認申請と同時に PMDA 理事長宛ての医療機器承認審査・調査申請書を提出しなければならない。なお、承認審査・調査申請書は FD 申請ソフト、DWAP ともに対応していないので書類のみ提出する。承認審査手数料及び調査手数料の合計額（約 50 万～1800 万円）を PMDA の指定する口座に振り込み、その証拠書類を添付する必要がある。

　同じ内容の製品を複数の販売名で製造販売する（「複数販売名」といわれる）場合は、販売名以外の記載が全く同じ申請書を販売名ごとに提出する。この場合は申請書の右上に朱書きで「複数販売名申請」（同時に申請する場合）又は「販売名追加申請」（後から申請する場合）と記載し、申請書の備考欄に複数販売名とする理由及び販売名の一覧表を記載するとともに、後からの申請の場合には備考欄に「承認番号○○○の販売名追加申請」と記載する。また、添付資料は最初に提出する 1 つの申請書（「代表品目」といわれ承認番号の末尾 3 桁が 000 となる）にのみ添付すればよい（ただし、クラス Ⅳ 医療機器の場合の注意事項等情報・添付文書案は全ての申請書に必要）。

　承認された場合には、申請書の副本を含む承認書が申請者に交付される。

　一般的な承認審査スキームは次ページの図のようなものである。

　製造販売承認後は、承認取得者等の品質マネジメントシステムに対して、承認後 5 年ごとに定期調査（有効な基準適合証を保有している場合を除く）を受けなければならない。

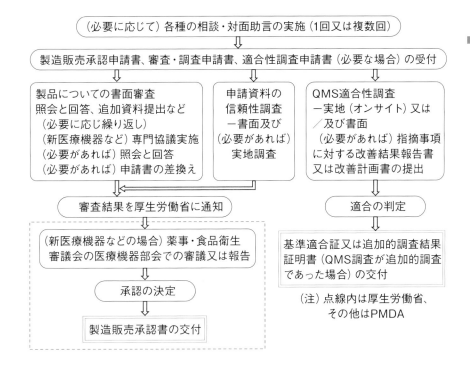

5.5　信頼性調査

　製造販売承認申請書に添付する資料は以下に示す信頼性の基準に適合していなければならず、その確認を行なうのが信頼性調査である。

○**医療機器GLP省令**：医療機器の安全性に関する非臨床試験の実施の基準に関する省令（平成17年厚生労働省令第37号）のことで、医療機器の生物学的安全性試験に適用される。

○**医療機器GCP省令**：医療機器の臨床試験の実施の基準に関する省令（平成17年厚生労働省令第36号）のことで、医療機器の臨床試験に適用される。

○**薬機法施行規則第114条の22各号の規定**：それ以外の資料について適用され、以下の3点が規定されている。

　☆資料の作成を目的として行なわれた試験等の結果に基づき、正確に

　作成されていること（正確性）

☆有効性・安全性等を疑わせる試験結果が得られた場合、当該結果について検討・評価され、その結果が資料に記載されていること（完全性、網羅性）

☆動物の組織標本など資料の性質上その保存が著しく困難であると認められるものを除いて、根拠となった資料が承認を受ける（又は拒否される）まで保存されること（保存性）

　信頼性調査は承認審査において使用される主要な資料について、その原資料を確認するなどにより、提出資料の内容が試験結果を適切に反映したものであることを確認するものである。これは過去に新薬の審査資料として提出された動物試験や臨床試験データに捏造されたデータなどが含まれていた事例があったため（IBTL事件など、これを契機に世界的にGLPが策定された）である。

　生物学的安全性試験については、原則としてGLP適合の認定を受けている施設でGLPに従って実施されたものでなければならない。

　臨床試験資料については、その原資料として症例報告書、モニタリング報告書等をPMDAに持参して、対面で書面調査が行なわれる。書面調査の対象とする書類は、GCPにより治験依頼者が保存すべき書類のうちからPMDAが申請者と協議して決定される。書面調査の後、さらに実地調査が必要と判断された場合には、PMDAによる医療機関のオンサイト調査が行なわれる。

　それ以外の資料についての信頼性調査は、試験計画書、試験の記録（実験ノート等）など試験実施時の根拠資料を一覧にした資料詳細目録（必要に応じあらかじめPMDAと協議）及び根拠資料（原本）を、承認審査資料のコピーとともに申請者がPMDAに郵送等により提出することにより行なわれる。調査が終了すると申請者に根拠資料（原本）が返却される。

　承認申請資料の根拠となる資料（原資料）は、承認後5年間（5年以上の使用成績評価期間が指定された場合はその期間が終了するまで）保存しておかなければならない。

C 製品の認可手続き

5.6 使用成績評価

　使用成績評価は、承認した新医療機器などについて、一定の期間（これを「使用成績評価期間」といい3〜7年間が指定される）その有効性及び安全性に関する情報を収集して、再度承認拒否事由に該当しないか評価を行なう制度である。新医療機器など使用経験が乏しい医療機器では、不具合の種類や発生頻度などの情報が承認時点では必ずしも十分でないためである。

　使用成績評価の期間中は1年ごとに、当該医療機器等の不具合によるものと疑われる有害事象を製造販売後調査等報告書としてPMDAに報告するとともに、使用成績評価期間の終了後にその間の使用成績等に関する調査結果を添えて使用成績評価の申請をしなければならない。

5.7 条件付き承認

　以下のようなもので、承認申請に必要な臨床データの収集に著しい困難を伴う医療機器については、リスク管理計画に基づく承認後のリスク管理の実施と使用成績等の調査を行なうことを条件として、新たな臨床試験を行なわずに承認される場合がある。

類型1：生命に重大な影響がある疾患又は病気の進行が不可逆的で日常生活に著しい影響を及ぼす疾患を対象とするもので、有効な治療法がない又は既存の治療法より著しく有用であることが期待され、申請時点において一定の評価を行なうことができる程度の臨床データがあるもの

類型2：焼灼その他の物理的な機能により人体の構造又は機能に影響を与えることを目的とする医療機器で、医療上特にその必要性が高いと認められるものであり、申請時点での臨床データでは直接に対象疾患への有効性等を評価できないが、一定の外挿性をもって対象疾患等への評価を行なうことができるもの

　条件付き承認を希望する場合には、申請の前に通知（令和2年薬生機審発0831第2号）に従って医療機器開発前相談を行ない、条件付き承認の対象となることが判断されなければならない。

　条件付き承認を受けた者は対象品目の使用成績に関する資料を提出し、その使用成績評価においては承認条件の変更、適正使用の確保のための措置などの実施についても評価される。

承認申請にはどんな資料が
必要となるの？

6　承認申請の添付資料

　承認申請された医療機器が承認拒否事由に該当しないものであるかどうかを確認するためには申請書中の記載のみでは不十分であり、そのため承認申請にあたってはSTED（サマリー・テクニカル・ドキュメント）といわれる申請品目全体の概要を記載した書類と、その根拠となる試験成績書などの資料を提出しなければならない（試験成績書などはSTEDの関連箇所の間に編入するか、「別添資料」としてSTEDの末尾にまとめる）。STED部分は原則として邦文でなければならず、試験成績書などで外国語のものはその概要を日本語で記載したものを同時に提出しなければならない。

　記載に当たっては、資料等に基づく事実と申請者としての考察ないし解釈等とを明確に区別し、資料等に基づくもののうち、参考資料とするものがある場合は、参考資料である旨を明確にする。

　また、申請品目が、基本要件基準並びに医療機器の製造管理及び品質管理の基準に適合して製造されるものである旨の自己宣言書（様式例を次ページに示す）を添付する。42条基準の適用を受けるものはその基準に、承認基準ありとして申請する場合は承認基準に、それぞれ適合していることも記載する。

番号：＿＿＿＿＿＿＿＿

適合宣言書

本宣言書は、販売名：○○○○を承認申請するにあたり、製造販売する品目が下記の基準に適合することを宣言する。

記

1. 医薬品、医療機器等の品質、有効性及び安全性の確保等に関する法律第 41 条第 3 項の規定により厚生労働大臣が定める医療機器の基準（平成 17 年 3 月 29 日、厚生労働省告示第 122 号）
2. 医療機器及び体外診断用医薬品の製造管理及び品質管理の基準に関する省令（平成 16 年 12 月 17 日、厚生労働省令第 169 号）
3. ○○○○○基準（平成○○年○○月○○日、厚生労働省告示第○○号）
4. ○○○○○承認基準

令和 YY 年 MM 月 DD 日
東京都港区霞が関…
○○株式会社
代表取締役社長　　押印

　STED の記載内容は以下のとおりである。

STED の記載内容

1.　品目の総括

　以下の 4 項目の説明からなる。

1.1　品目の概要

　類別、一般的名称、販売名、クラス分類、申請者名、使用目的又は効果、構造・原理、使用方法を 1 ページの一覧表にして示す。

1.2　開発の経緯

　申請品目の開発コンセプトを含む、当該製品を開発するに至った背景から申請までの経緯について、申請品目の開発及び設計の概要を説明する。

　これは製品が医療機器としてどのような位置づけになるのか申請者と

審査担当者が情報を共有するために重要なので（特に新医療機器などの場合）、申請者の意図が正確にかつ十分に伝わるよう記載する。

　対面助言を利用した場合は、その助言に基づく対応を付記するとともに、対面助言の記録を参考資料として添付する。

　新医療機器及び改良（臨床あり）の場合、機器の設計検証及び妥当性確認の概要についても簡潔に記載する。また、設計検証及び妥当性確認に関する各試験の開始及び終了の年月日を年次順に記載した経緯図を記載し、臨床試験成績がない場合はその理由を説明する。

1.3　類似医療機器との比較

　申請品目と類似している既存製品との比較を、以下のような表にして比較する。比較する項目は、申請品目の特性に応じて、類似する医療機器との差分が明確になるよう選択する。

　比較臨床試験を実施した場合にはその対照機器についての比較も記載する。後発医療機器の場合は申請品目と実質的に同等な医療機器と比較する。

	申請品目	類似する医療機器	差分に関する情報
一般的名称			
販売名			
製造販売業者等			
承認番号			
承認年月日			
使用目的又は効果			
形状、構造			
原理			
原材料			
……			

1.4　外国における使用状況

　申請対象の医療機器が外国で使用されているものの場合は、米国、欧州等の主要な諸外国における使用状況（使用国名、当該国における販売

名、許認可の年月日）を表形式で簡潔に記載する。さらに新医療機器等の場合には、使用国における使用目的又は効果、使用開始年、年間使用概数もそこに記載する。

　また、外国での使用において、製造業者から規制当局に報告されている不具合の発現状況について、不具合の種類、発生頻度等の概略を一覧表として記載する。

　これらの記載にあたっては、情報の調査年月も記載する。

　なお、添付資料提出後に、申請中の主要国で認可又は不認可の決定があった場合や回収等の措置あった場合には、審査担当者に速やかに文書で報告することが求められている。

2.　基本要件基準への適合性

　次ページのような基本要件基準適合性チェックリスト（部分、青字は記載例）により基本要件への適合を示す。承認基準に適合する医療機器については、基本要件適合性チェックリストが承認基準ごとに通知で示されているので利用できる。なお、一部その後の基本要件基準の改正等に対応していないものもあるので、その場合には修正して使用する。

3.　機器に関する情報

　医療機器そのものに対する情報の大部分は承認申請書に記載されているので、ここにはそれを補足する情報を記載する。特段の記載すべき情報がない場合は、この項目全体を省略してもよい。

4.　設計検証及び妥当性確認文書の概要

　申請品目に対して設計検証及び妥当性確認のために実施した機器の有効性及び安全性を裏付ける試験等の結果について、試験項目、試験方法、試験結果、実施施設、資料番号等を一覧表に整理して記載し、試験成績書を別途添付する。

　試験がISO17025認定機関又はJNLA（産業標準化法試験事業者登録制度）登録機関で行なわれ、規格への適合が確認されている場合は適合証明書を添付することでよい。

　設計検証及び妥当性確認は、必ずしも試験による検証によらなくて

（基本要件基準適合性チェックリストの例）

基本要件	当該機器への適用・不適用	適合の方法	特定文書の確認	該当する添付資料又は文書番号等
（設計） 第1条　医療機器（専ら動物のために使用されることが目的とされているものを除く。以下同じ。）は、当該医療機器の意図された使用条件及び用途に従い、また必要に応じ、技術知識及び経験を有し並に教育及び訓練を受けた意図された使用者によって適正に使用された場合において、患者の臨床状態及び…	適用	要求項目を包含する認知された基準に適合することを示す。	医療機器及び体外診断用医薬品の製造管理及び品質管理の基準に関する省令（平成16年厚生労働省令第169号）	本別添資料4「規格への適合宣言書」
		認知された規格に従ってリスク管理が計画・実施されていることを示す。	JIST14971：「医療機器−リスクマネジメントの医療機器への適用」	本添付資料6リスクマネジメント
（リスクマネジメント） 第2条　医療機器の設計及び製造に係る製造販売業者又は製造業者（以下「製造販売業者等」という。）は、最新の技術に立脚して医療機器の安全性を確保…	適用	認知された規格に従ってリスク管理が計画・実施されていることを示す。	JIST14971：「医療機器−リスクマネジメントの医療機器への適用」	本添付資料6リスクマネジメント
（医療機器の性能及び機能） 第3条　医療機器は、製造販売業者等の意図する性能を発揮できなければならず、医療機器としての機能を発揮できるよう設計及び製造されなければならない。	適用	要求項目を包含する認知された基準に適合することを示す。	医療機器及び体外診断用医薬品の製造管理及び品質管理の基準に関する省令（平成16年厚生労働省令第169号）	本添付資料4「規格への適合宣言書」

も、入手できる情報に基づき合理的・科学的に評価ができる場合には、その評価結果を説明することでもよい。

　以下の特性について検証する試験などが考えられる。

① 物理的、化学的特性

　配合成分の特性が医療機器の本質に関わるもの（例えば、歯科材料又は高分子材料等を応用した医療機器など）については、当該材料の特性に応じて、物理的、化学的特性について記載する。

② 電気的安全性及び電磁両立性

　電気を用いた能動型医療機器については、電気的安全性及び電磁両立性に関する試験結果を記載する。

③ 生物学的安全性

　血液、体液等に直接又は間接に接触する医療機器については、生物学的安全性について評価する。

④ 放射線に関する安全性

　放射線を用いる医療機器については、放射線に関する安全性について評価する。

⑤ 機械的安全性

　機械的安全性に関して評価した場合に記載する。

⑥ 安定性及び耐久性

　安定性について評価を行ない、その結果に基づき適切な貯蔵方法及び有効期間を設定する。

　放射線滅菌済みの医療機器であって材質の劣化に関する知見が十分無いものの場合は、材質劣化に関する資料として、原則として最大照射線量で滅菌したものについて、滅菌直後及び6か月以上経過後の性状、強度試験等を添付し、製品性能が担保されることを考察する。また、繰返し再滅菌して使用する医療機器の場合は、使用状況を勘案した滅菌条件において繰返し滅菌したときの耐久性についても検討する。

⑦ 性能

　使用目的又は効果を実現するために、申請品目に求められる性能について評価する。

⑧ 使用方法

　使用方法がこれまでと異なる医療機器については、使用方法の妥当性について評価する。

5. 注意事項等情報・添付文書（案）

　クラスⅣ医療機器の場合には注意事項等情報・添付文書の（案）を添付する。

　注意事項等情報・添付文書（案）の記載内容について、「警告」欄、「禁忌・禁止」欄及び「使用上の注意」欄について、実質的に同等（後発医療機器の場合）又は類似（それ以外の場合）の医療機器の注意事項等情報・添付文書と対比し、異なる内容がある場合にはその理由（後発医療機器の場合）又はその設定根拠（それ以外の場合）、及びリスクマネジメントを実施した結果から注意事項等情報・添付文書（案）に注意事項等を反映させたことなどを説明する。

6. リスクマネジメント

　JIST14971 に従って行なったリスクマネジメントの概要について記載するとともに、以下の２項目についても記載する。

6.1 リスクマネジメントの実施状況

　リスクマネジメント活動がどのような組織及び文書に基づいて行なわれたのかについて、表形式で概要を簡潔に記載する。

6.2 安全上の措置を講じたハザード

　申請品目に関連性のあるハザードで厚生労働省等から通知等により安全対策上の対応を求められたハザードがある場合に、当該ハザードについてのリスク分析の結果（通知以前に設計開発が終了していて設計開発時に当該ハザードについてのリスク分析が行なわれていない場合はそれに対する考察）、及び実施したリスク軽減措置（実施した場合）について表形式等を用いて簡潔に記載する。

7. 製造に関する情報

　承認申請書の「性能及び安全性に関する規格」欄の記載項目に対し、検査工程において確認している事項について、以下のような表で説明する。

性能及び安全性に関する規格		製造工程中にて確認している事項
形状及び外観	(1) …	最終製品にて、全数検査
	(2) …	
	(3) …	
…試験		最終製品から抜取りして実施
…検査		購買管理先からの受入れ時に確認
…強度		他の○○検査により担保
…係数		設計検証により検証済み
…		…

　滅菌済み製品については以下の項目についても記載する。

7.1　滅菌方法に関する情報

　滅菌バリデーション（原則としてエチレンオキサイド滅菌については JIST0801 によるなど、平成 29 年薬生監麻発 0215 第 13 号「滅菌バリデーション基準」に従って行なったものであること）の実施状況を記載する。また、滅菌パラメータ等の滅菌条件を記載した、無菌性保証水準（SAL）を担保するためのバリデーションに関する宣言書を添付する。

　エチレンオキサイド滅菌を行なう品目の場合は、滅菌後に残留するエチレンオキサイド及びエチレンクロロヒドリンの試験結果の記載も必要である。

　ヒト及び動物由来材料を使用する場合は、その起源、ウイルスその他の病原体の製造工程中での除去などについての説明が必要である。

8.　臨床試験の試験成績等

　以降の項目は、新医療機器及び改良医療機器（臨床あり）の場合にのみ必要な項目である。

　実施した臨床試験全体について、「総括」として試験目的、試験の種類（比較臨床、一般臨床等）、対象、症例数、使用方法、検査・観察項目、使用期間、観察期間、治験期間、代表施設名、資料番号等を一覧表とし、試験ごとに概略を記載するとともに、必要な考察を記載する。

　臨床試験を行なわなかった場合は、その理由を記載するとともに、性

能試験、動物試験等の非臨床試験成績の結果又は既存の文献等のみで申請品目の品質、有効性及び安全性を適切に評価できると判断した根拠を説明する。

さらに次の2項目を記載する。

8.1 臨床試験成績等

試験計画とその結果について、試験ごとに試験方法(試験目的、対象、症例数、観察期間、評価方法、代表施設名及び施設数等) 及び試験成績の概略を一覧表とするとともに、臨床試験の実施計画書、総括報告書及び症例一覧表を別途添付する。

試験方法の設定の根拠、中止・脱落・プロトコル逸脱等の症例の理由と内訳、患者背景（性別、年齢、原疾患等）、サブグループ又は層別による解析、試験成績、結論を可能な限り表を活用して記載する。

不具合については、試験別・不具合の種類別発現頻度一覧表、背景因子別・不具合の種類別発現頻度一覧表、不具合（症例）一覧表等を作成し、不具合の発現状況と処置、経過等の要約を記載する。

8.2 臨床試験成績等のまとめ

複数の臨床試験やサブグループ又は層別による解析等を実施した場合は、それらの試験成績を要約し、有効性及び安全性評価の結論を記載する。

9. 製造販売後調査等の計画

申請品目が使用成績評価の対象となるかどうかについて考察し、対象となると考える場合には、製造販売後調査の計画について記載する。

新医療機器であって承認に伴う製造販売後調査が不要と考える場合には、その理由を説明する。

7　外国製造医療機器特例認証・承認の場合

> 外国製造元が製品の
> ライセンスを受けるには
> どうするの？

7.1　選任製造販売業者

　製品の認可手続きのうち、製品を輸入して製造販売される医療機器についての製造販売認証及び製造販売承認については、その製品に応じた種類の製造販売業の許可を受けている製造販売業者のうちから、日本でその製品を製造販売する「選任製造販売業者」を外国の製造業者が選任したうえで、その外国製造業者が認証・承認のライセンスホルダーとなることもできる。これが外国製造医療機器特例認証・承認といわれるものである。

　外国製造医療機器特例認証・承認の申請等の手続きは選任製造販売業者が行なわなければならない。このため選任製造販売業者にはその業務記録及びそれらの関係資料を、最終の記録の日又はその資料を利用しなくなった日から5年間保存しておく義務がある（薬機法施行規則第114条の74）。

　選任製造販売業者は認証・承認品目ごとに1つの製造販売業者が選任され、変更することも可能である。選任製造販売業者の変更は、外国製造医療機器特例認証・承認取得者が変更後の選任製造販売業者を通じて、選任外国製造医療機器製造販売業者変更届書を登録認証機関・PMDAに提出することにより行なう。

　選任製造販売業者の変更にあたっては、以前の選任製造販売業者が保存していた前記の関係書類、当該品目が特定医療機器・生物由来製品である場合はその使用者・販売先等に関する記録、当該品目に関するQMS関係書類、GVP関係書類、承認・認証取得者から提供された情報を変更後の選任製造販売業者に引き継がなければならない。

7.2　外国製造医療機器特例認証・承認の申請

　外国製造医療機器特例認証・承認の申請は外国製造指定高度管理/管

理医療機器製造販売認証・医療機器製造販売承認申請書を登録認証機関・PMDA に提出して行なう。申請の手続き等については、本章の１及び３〜６のとおりであるが、以下に説明するような一部異なる点がある。

　申請書の記載にあたって、申請者として外国医療機器製造業者の代表者の押印又はサインとともに選任製造販売業者の代表者の押印が必要である。

　外国製造医療機器特例認証・承認取得者には以下のような義務がある（薬機法施行規則第 114 条の 76、第 114 条の 77）。

○以下の情報を選任製造販売業者に提供する。

　☆承認・認証事項及び一部変更承認・認証があつた場合はその変更事項及び変更理由

　☆承認・認証の申請、一部変更承認・認証の申請、使用成績評価の申請に際して提出した資料の写し

　☆製造販売後調査等報告書により PMDA に報告した事項

　☆法定表示のために必要な情報及びその変更があった場合はその変更理由

　☆注意事項等情報・添付文書に関する情報及びその変更があった場合はその変更理由

　☆法に基づく報告徴収（薬機法第 72 条の 2 の 2 第 1 項第 2 号など）により厚生労働大臣に報告した事項

　☆その他、選任製造販売業者が業務を行なうために必要な情報

○帳簿を備え、選任製造販売業者に対する情報の提供その他の外国製造医療機器特例認証・承認取得者としての業務に関する事項を記録し、かつ、これを最終の記載の日から 3 年間保存する。

7.3　外国製造医療機器特例承認の場合

　外国製造医療機器特例承認の場合には、申請にあたっては以下の書類の添付も必要である（薬機法施行規則第 114 条の 72）。なお、申請者が過去 3 年以内に承認の取消処分を受けたことがある場合には、原則として承認を受けることができない。

○申請者が法人であるときは、法人であることを証する書類

○申請者（法人）及び申請者が法人であるときはその業務を行なう役員が、過去3年以内に承認の取消処分を受けたことがあるかないかを明らかにする書類（自己宣言書など）

○選任製造販売業者を選任したことを証する書類（契約書の写しなど）

　また、外国製造医療機器特例承認取得者に以下の変更があった場合に、変更後30日以内に選任製造販売業者を通じてPMDAに届出なければならない（薬機法施行規則第114条の78）。

○外国製造医療機器特例承認取得者の氏名又は住所

　　社名や本社の所在地の変更であり、法人の変更は対象外である。

○外国製造医療機器特例承認取得者（法人の場合）の業務を行なう役員

　　変更後の業務を行なう役員が、過去3年以内に承認の取消処分を受けたことがあるかないかを明らかにする書類（自己宣言書など）の添付が必要

8 承認・認証の承継

会社の法人格が変わると承認や認証はどうなるの？

8.1 承継の要件

　製品の認可手続きは法人ごとに必要であるが、一定の要件の下では認証取得者・承認取得者の地位が他の法人（相続の場合は自然人から他の自然人）に移転（承継）される（薬機法第23条の2の11ほか）。ここで承継とは、関係する権利、義務の一切が一方（被承継者）から他方（承継者）へ移転することである。なお、製造販売届についてはこのような規定がないので、その都度製造販売届書を提出することとなる。

　認証・承認が承継されるのは以下の場合にそれぞれ以下の者に承継される。

○**相続**　⇒　当該認証・承認を相続する相続人1名（相続人全員の同意による）

○**法人の合併**　⇒　合併後に存続する1法人

○**法人の分割**　⇒　当該認証・承認についての関係資料すべてを引き継ぐ1法人
○**当該認証・承認を承継させる契約**　⇒　当該認証・承認についての関係資料すべてを引き継ぐ1法人又は1名

　なお、上記「関係資料」については、薬機法施行規則第118条の2・第114条の46にそれぞれの内容が規定されている。
　承継は同一の法的位置づけの間のものなので、例えば外国製造医療機器特例承認を外国製造医療機器特例承認として承継は可能であるが、製造販売承認として国内事業者が承継することはできない。

8.2　承継届

　相続による承継の場合は承継後速やかに、その他の場合は原則として承継予定日の1ヵ月前までに、承認の承継はPMDAに、認証の承継はその認証を受けた登録認証機関に、承継者（承継予定者）が承継届を提出しなければならない。
　承継届には承継する品目の名称（同一日に同一被承継者から承継する複数の品目を記載してよい）、承継理由、承継日、被承継者（氏名、住所）及びその製造販売業（又は選任製造販売業）の許可番号・主たる事務所などを記載する。

　承継届には以下の書類を添付する必要がある。
①相続の場合にあっては、遺産分割の協議書の写し、合併又は分割の場合にあっては、合併又は分割契約書の写し、契約により認証・承認取得者の地位を承継させる場合にあっては、当該契約書の写し。なお、合併等登記を必要とするものにあっては、登記後その謄本を速やかに提出する。
②相続の場合を除き、薬機法施行規則第114条の46（認証の場合は第118条の2）第1項各号に掲げる資料及び情報を承継者に移譲する旨の被承継者の誓約書
③承継に係る医療機器の認証・承認書の写し（被承継者と認証・承認書

の氏名が異なる場合には、その経緯がわかるように承継届書の写し又は変更届の写しを添付する。）

> この変更には何か
> 変更手続きが必要なの？

9 変更届書による変更

9.1 変更の程度による違い

製造販売届書を提出した医療機器にその後変更（手続き不要の範囲内の変更を除く）があった場合は、その変更が別品目となる変更の場合は、変更前に新たに製造販売届書を提出し、その他の場合は医療機器製造販売届出事項変更届書を変更後 30 日以内に PMDA に提出する。

認証・承認を受けた医療機器に何らかの変更がある場合には、その変更の程度により、軽微変更届の提出などが必要な場合がある。どのような場合にどの手続きが必要かは、「使用目的又は効果の追加、変更又は削除」及び「病原因子の不活化又は除去方法に関する変更」は一部変更認証・承認の対象となる（薬機法施行規則第 114 条の 25）が、それ以外は厚生労働大臣の裁量によっている。

認証・承認での製品審査の過程において特段審査対象にもならないような事項の変更や、申請書への記載が求められていない事項の変更については、変更時点での手続きが不要であるとされる場合が多い。

認証・承認での審査対象の事項ではあるが、既に何らかの形で審査済み（又は後日の審査でもよいような）の範囲内での変更の場合は、軽微変更届の対象となる場合が多い。

その変更により、審査（QMS を含む）の一部を追加又はやり直さなければならないような変更の場合は、認証・承認事項の一部変更認証・承認が必要となる場合が多い。

その変更により、審査の大部分をやり直さなければならないような変更については、新規（別品目として）の認証・承認申請が必要である場合が多い。

変更にあたってどのような手続きが必要となるか判断する際には、前記のような観点から、ワーストケース（リスクマネジメントの過程にお

いてある種のリスクが最悪となることが想定される物）の変化があるか、
確認のため何らかの試験等が必要かなどを考慮するとよい。

9.2 変更手続き不要の場合

その時点での手続きが不要である変更の事例が通知（平成20年薬食機
発第1023001号）で示されており、その事例のいくつかを以下に示す。

◎医療機器そのものには変更のない次のような変更で、有効性・安全性
に影響を与えないもの。
　○シリーズ番号又はカタログ番号の変更
　○組合せ医療機器の構成品数量又は組合せの追加のない変更

◎機器類の構造材、外観等に関する次のような変更であって、性能、安
全性等に影響を与えないもの
　○医用電気機器のケーシング等の材料等の変更
　○医用電気機器のスイッチ等の形状、材質又は位置の変更

◎単独では医療機器に該当しない次のような付属品の変更、追加、削除
で機器本体の性能、安全性等に影響を与えないもの
　○機器のトロリー、滅菌用コンテナ

◎患者の身体又は薬液等への接触のない次のような部分の材質、形状、
寸法又は位置の変更であって、品質、有効性及び安全性に影響を与え
ないもの
　○医用内視鏡、手術器具、穿刺器具等のハンドル、つまみ等
　○バルーンカテーテルに接続されたバルーン拡張用シリンジ

◎次のような部分の形状、寸法又は位置の変更であって、医療機器の使
用目的、性能、安全性等に影響を与えないもの
　○適用部位の範囲を超えない超音波手術器、手術用吸引器等の先端部
の角度、形状又は寸法の変更

◎医療機器の次のような変更であって、安全性及び性能に影響を与えないもの

　○医用電気機器のハンドル等体腔内へ挿入しない部分と挿入部分との接続方法の変更

◎プログラム医療機器における供給する記録媒体の変更・追加・削除、動作環境であるOSバージョン等の追加・変更・削除など

9.3　軽微変更届書

　軽微変更届が必要な変更は、その変更後30日以内に軽微変更届書を、承認の場合はPMDAに、認証の場合は登録認証機関に提出する。例として製造販売承認軽微変更届書の様式を次ページに示す（青字は記載例）が、認証についてもほぼ同様である（承認の場合は実際にはDWAP又はFD申請ソフトにより作成する、ただしDWAPなどでは類別欄の変更は入力できない）。変更する事項欄は変更する事項名（「1届書・申請書の記載事項等」の届書・申請書の記載事項の説明にある①〜⑪の事項名）を記載する。変更後欄には当該事項について変更後の認証・承認申請書に記載すべき全ての内容を記載する。届書の提出により、認証・承認書の当該事項欄の記載事項のすべてが届書の変更後欄の記載内容に切り替わるので、変更後欄の記載事項については変更のない部分も含めた全体を記載しなければならないので注意が必要である。

医療機器製造販売承認事項軽微変更届書

承　認　番　号	30100BZX01234000	承認年月日	令和元年○月○日
類　　　　　別	機械器具7　内臓機能代用器		
名称　一般的名称	中空糸型透析器（35004000）		
販　売　名	ダイアライザー ABC		

変更内容	事　　　項	変　更　前	変　更　後
	製造方法	○○年○○月○○日一部変更承認書のとおり	別紙1のとおり
	製造販売する品目の製造所	○○年○○月○○日軽微変更届書のとおり	別紙2のとおり

変　更　年　月　日	○○年○○月○○日
変　更　理　由	新たに製造所○○○○○を……として追加するため
備　　　　　考	新旧対照表：別紙3のとおり

上記により、医療機器の製造販売の承認事項の軽微な変更の届出をします。

　　　　　年　　月　　日

　　　　　　　　　　住　所（法人にあつては、主たる事務所の所在地）
　　　　　　　　　　　東京都千代田区○○○○町○○番地
　　　　　　　　　　氏　名（法人にあつては、名称及び代表者の氏名）
　　　　　　　　　　　○○○○医療器株式会社
　　　　　　　　　　　　代表取締役社長　医　機　太　郎　㊞

独立行政法人医薬品医療機器総合機構理事長　　殿

　　　　　　　　　　担当者住所：……
　　　　　　　　　　　……

　認証・承認書の記載が具体的にどう変わるのかわかるように、以下のような記載事項の新旧対照表を備考欄の別紙として添付するとよい。

変更箇所	変　更　前	変　更　後	変　更　理　由
形象、構造及び原理欄	構成のXタイプのAサイズ 15 mm （追加） 25 mm	15 mm 20 mm 25 mm	診療上の要望に対応するため中間サイズを追加する
…	…	…	…

　認証・承認書の各欄の変更経過を一部変更認証・承認の日付、軽微変更届出日を記した一覧表（以下に例を示す）を添付する。

	○年○月○日承認書	○年○月○日一部 変更承認書	○年○月○日 軽微変更届書
名称	○	○	
使用目的又は効果	○		
形状、構造及び原理	○	○	○
…			

　また、承認事項軽微変更届書には、最新の承認書の各欄の記載内容が確認できる承認書、一部変更承認書、軽微変更届書のコピーを一部添付しなければならない。

　届出にあたって、提出先がPMDAの場合は手数料が不要であるが、提出先が登録認証機関の場合はその機関による。

　製造販売届出事項変更届書の様式は、承認番号、類別、名称欄等が無く、製造販売業許可の種類、許可番号、主たる事務所の名称、その所在地欄等がある点が異なることを除くと、軽微変更届書と同様なので、前記説明に準じて記載すればよい。

9.4　軽微変更届が必要な場合

　軽微変更届の対象となる変更事例が通知（平成20年薬食機発第1023001号、平成29年薬生機審発0731第5号など）で示されており、その事例のいくつかを以下に示す。

◎名称欄の場合
　○事業者の統廃合に伴う商標・商号に関連した販売名の変更

◎形状・構造及び原理欄の場合
　○承認・認証範囲内における寸法又はサイズの追加であって、使用目的、使用部位、使用方法及び性能及び安全性に関する規格に変更がないバリエーションの変更又は追加、例えばサイズ3 mm、5 mmに4 mmを追加するなど
　○構成医療機器の承継や認証機関の変更による、構成品の名称等の変

　　更
　○人工腎臓装置に既にある気泡センサーの数を増やす変更
　○同時に用いる医療機器Ｂを承認（認証）書にて特定し、その組合せによる安全性・有効性が評価された上で承認（認証）された医療機器Ａにおいて、その後に医療機器ＣがＡとの組合せによる安全性・有効性を評価された上で新たに承認（認証）された場合の、医療機器Ａについて同時に用いる医療機器Ｃの追加又は変更

◎原材料欄の場合

　○原材料の製造業者の名称変更（単なる製造業者の名称変更で製造業者の変更ではない）
　○性能及び機能の変更を目的としない原材料の変更であって、一般名が異なる（植込み機器の場合を除く）又は一般名は同じだが規格が異なり、かつ、身体への接触部位及び接触時間が同等以上での使用の承認等の前例がある原材料（生物由来原材料を除く）への変更。この場合、備考欄に「平成25年薬食機発0329第7号通知に基づく原材料の変更」と記載するとともに、適切な変更管理を行なった上で対応したことがわかる自己宣言書を添付する。なお、一般名及び規格が同一のため、変更後の原材料もこれらの記載内容に変更が生じない場合は手続き不要。

◎性能及び安全性に関する規格欄、使用方法欄の場合

　○形状・構造・原理欄で記した同時使用機器の追加の場合での当該欄での変更

◎性能及び安全性に関する規格欄の場合

　○計量法、日本産業規格、日本薬局方等の単位を規定する法令、規則等の改正を踏まえた計量単位の変更

◎保管方法及び有効期間欄の場合

　○安定性試験の添付が不要とされている申請の場合で、申請者の安定性評価の結果、有効期間が3年を超えないため、有効期間を記載し

て認証・承認された医療機器についての有効期間の変更（有効期間が3年を超えることとなるため記載を削除することを含む）

◎製造方法欄、製造販売する品目の製造所欄の場合

○法人格に変更がない又は法人格の変更はあるがその品質マネジメントシステム（製造業者の構造設備を含む）に変更がない（当該施設の品質管理監督システムに変更がないことの宣誓書を添付する）製造所名等の変更（合併など）

○同一法人内において設計についての組織、部門等を変更することなく行なう、設計場所の移転による設計製造所の変更（備考欄に「設計部門等の移転」と記載するとともに、設計部門等そのものに変更がないことを示す書面を添付する）

○有効な基準適合証等の交付を受けている場合における製造所の追加・変更（備考欄に基準適合証の番号及び交付年月日を記載する）

○国内における最終製品の保管に係る製造所の追加・変更

このほか、PMDAでの医療機器変更届出事前確認簡易相談による確認後に軽微変更届によることができるものがあり、以下はその一例である。

☆製造工程や品質管理の見直し等に伴った、認証・承認書に記載されている範囲を超えた寸法許容幅の変更

☆有線及び無線通信機能における、通信規格の追加、変更又は削除（IEEE 802.11規格、Bluetooth規格等のバージョンアップ、規格の削除など）

承認事項の変更で、手続き不要の場合及び軽微変更届による場合については、その後の一部変更承認申請の際に、その妥当性も含めて審査されることになる。必要な変更手続きが通知から容易に判断できる場合以外（特に誤記修正の場合など）は、あらかじめPMDAでの簡易相談又は登録認証機関に相談して行なうのがよい。

10　一部変更認証・承認申請、変更計画の確認による変更

> 変更の認証・承認が必要なときはどうするの？

10.1　一部変更認証・承認申請

「9　変更届書による変更」にある変更以外の場合は認証・承認事項一部変更認証・承認申請が必要である。

一部変更認証・承認申請書の様式は以下のようであり（青字は記載例、ここでは一部変更承認申請書を示すが認証の場合もほぼ同様である）、変更のある欄について変更後の内容全体を記載して申請する。

製造所の追加・変更のみの一部変更承認申請は「マル製」申請といわれ、QMS 適合性調査のみが実際の審査の中身となる。また、原材料の変更で申請資料として生物学的安全性についての資料のみ必要な承認申請は、「マル特」申請といわれ生物学的安全性が審査の中身になる。

変更計画の確認を受けた変更について、実際の変更時に行なう場合の申請では、その変更が確認を受けた変更計画に従っているかどうかが審査の中身となる。

申請にあたっては変更の内容に応じて「4 認証申請の添付資料」、「6 承認申請の添付資料」にある資料の添付が必要である。

また、軽微変更届書の説明にある、新旧対照表、承認書等の写し、変更経過表を添付する。

製造所の追加や滅菌方法の変更など、製品の製造・品質管理に影響を与える変更が含まれる申請の場合には、QMS 適合性調査も必要となる。その場合には、変更後の内容で有効な基準適合証を保有しているなどにより QMS 調査が不要となる場合以外は、医療機器適合性調査申請書も申請先に提出する必要がある。

申請には手数料が必要であり、承認の場合では、国への申請手数料と PMDA への審査等手数料の合計が新規承認申請の場合の半額程度である。

一部変更の認証・承認がされた場合には、申請書副本を含む一部変更認証書・承認書が申請者に交付される。

収 入 印 紙	医療機器製造販売承認事項一部変更承認申請書				
承認番号	30100BZX01234000		承認年月日	令和○年○○月○○日	
類別	機械器具 47　注射針及び穿刺針				
名称　一般的名称	麻酔用滅菌済み穿刺針（70203003）				
名称　販売名	ABC 神経ブロック針				
使用目的又は効果	変更なし				
形状、構造及び原理	別紙 1 のとおり				
原材料	別紙 2 のとおり				
性能及び安全性に関する規格	変更なし				
使用方法	変更なし				
保管方法及び有効期間	変更なし				
製造方法	変更なし				
製造販売する品目の製造所	名称			登録番号	
	変更なし				
備　　　　　考	申請区分：後発医療機器（承認基準あり） 注意事項等情報・添付文書（案）：別紙 3 のとおり 新旧対照表：別紙 4 のとおり 変更経過表：別紙 5 のとおり				

上記により、医療機器の製造販売の承認を申請します。

　年　　月　　日

　　　　　　　　　　住　所（法人にあつては、主たる事務所の所在地）
　　　　　　　　　　　東京都千代田区○○○○町○○番地

　　　　　　　　　　氏　名（法人にあつては、名称及び代表者の氏名）
　　　　　　　　　　　○○○○医療器株式会社
　　　　　　　　　　　　代表取締役社長　医　機　太　郎　㊞

厚生労働大臣　　　殿

　　　　　　　　　　担当者住所：〒 113-0033 東京都文京区本郷○○○○○
　　　　　　　　　　　所属：薬事部登録課
　　　　　　　　　　　氏名：医機花子
　　　　　　　　　　　電話番号：03-1234-5678
　　　　　　　　　　　FAX 番号：03-9876-5432
　　　　　　　　　　　メールアドレス：hiki@example.co.jp
　　　　　　　　　　　業者コード：999999-000

　適切に変更管理を行なって必要な変更手続きがとられなければ薬機法違反となってしまう。かつて必要な変更手続きを長期間行なわず、その発覚により製造販売業の廃止となった事件（化血研事件）もあったので十分な注意が必要である。

10.2　変更計画の確認による変更

　AI の応用によるプログラムの性能の改善など、その後の改良が見込まれる医療機器について、改良された医療機器の市場への迅速な供給が図れるよう、あらかじめ適応拡大等の変更の計画を策定して、その計画に従って変更が行なわれるならば当該医療機器の有効性・安全性に問題がないことの確認を受けることにより、通常の一部変更承認の手続きによらずに変更を行なうこともできる。これは IDATEN（イダテン：Improvement Design within Approval for Timely Evaluation and Notice）ともいわれるもので、承認の場合だけで認証品目は対象とならない。

　変更計画の確認は、厚生労働大臣宛の医療機器変更計画確認申請書をPMDA に提出することにより行なう。なお、製造・品質管理に影響する変更である場合は QMS 適合性調査の申請も必要である。変更計画の確認が認められ、その計画に従って変更が行なわれる場合には、変更の30日前までに医療機器変更計画に従つた変更に係る届書による届出（後発医療機器に該当する場合など一定の範囲内の変更の場合）又は一部変更承認の申請を行なうことになるが、その場合の一部変更承認の審査は、確認を受けた変更計画に従った変更であるかどうかの確認が主となるので、その確認ができれば一般の一部変更承認申請より速やかに承認されることが期待できる。

　確認を受けた変更計画の一部を変更する場合には、その変更の程度が軽微である場合は変更計画確認事項軽微変更届の提出、それ以外の変更の場合は変更計画確認事項変更確認申請書によりその変更の確認を受けることが必要である。

11 QMS 適合性調査

QMS 適合性調査ってどんなこと？

11.1 QMS 適合性調査の方法

　QMS 適合性調査は、申請された医療機器が QMS 省令に適合した品質マネジメントシステムの下で製造・品質管理されているかを確認するものである。QMS 適合性調査を受けなければならないのは、医療機器それぞれの品目ごとに以下の時点である。

○医療機器の認証・承認申請時

○製造・品質管理に影響する変更を行なう一部変更認証・承認申請時

○製造・品質管理に影響する変更を行なう変更計画確認申請時

○認証・承認の日から 5 年ごとの時点（「定期調査」といわれる）

　新規の認証・承認申請に伴う QMS 適合性調査及び定期調査は原則として製造販売業者、外国製造医療機器特例認証・承認申請者の主たる事務所及び申請書に記載された全ての登録製造所であり、一部変更認証・承認申請に伴う QMS 適合性調査の場合は原則として製造販売業者、外国製造医療機器特例認証・承認取得者の主たる事務所及び変更により追加された登録製造所を対象として行なわれる。

　対象施設について以下のように類似の調査が既に行なわれている場合には原則として書面による調査が行なわれるが、それ以外はその施設に実地（オンサイト）での調査が行なわれる。

○ ISO13485 の認証を取得しており、適合性調査の申請の日から発行日が過去 3 年間以内の認証機関による有効な認証書、最新の監査報告書等が提出された場合（QMS 省令第 2 章の規定又は登録製造所に対する第 3 章の規定について）

○調査対象施設における適合性調査の申請の日から過去 3 年間以内の他の調査実施者による該当項目の適合性を確認したことを示す実地の調査結果報告書が提出された場合（QMS 省令第 2 章、第 3 章の規定について）

11.2 QMS 適合性調査の実施単位

QMS 適合性調査は、製造・品質管理の観点から類似性のある医療機器のグループを単位として行なうようになっており、そのグループは製品群といわれている。一般的名称ごとに該当する製品群が通知（平成26年薬食監麻発0911第5号）により示されており、pmda の医療機器基準ホームページ（https://www.std.pmda.go.jp/）の一般的名称検索ページなどで調べることができる。なお、一部の医療機器はその一般的名称以外に類似のものがないため、その一般的名称が実質的にその製品群となっているものがある。また、細胞組織医療機器や再製造単回使用医療機器では品目自体が製品群（従って品目ごとに QMS 調査が行なわれる）となっている。

事業者の観点からは、認証・承認の申請・取得者が QMS 適合性調査の実施単位である。

11.3 QMS 適合性調査の申請

認証・承認申請・取得者は、QMS 適合性調査が必要な場合には、医療機器変更計画適合性確認申請書（変更計画確認申請に伴う QMS 調査の場合）・医療機器適合性調査申請書（それ以外の場合）を、承認の場合は PMDA に、認証の場合は当該品目の登録認証機関に提出して、QMS 適合性調査の申請をしなければならない。

QMS 適合性調査が必要な時点で有効な基準適合証等を認証・承認申請・取得者が保有している場合は、QMS 適合性調査の申請をする必要がない。具体的には以下のとおりである。
○当該品目の設計工程及び主たる組立等工程のすべての製造所について、申請品目と同じ製品群が記載され、かつ、当該工程として当該製造所が記載された基準適合証を保有する場合
　☆申請品目の滅菌製造所及び保管製造所について、すべての製造所について当該製造所が記載され、かつ、滅菌製造所についてはその滅菌方法が申請品目と同じである基準適合証又は発行後5年以内の適

合を示す追加的調査結果証明書若しくは変更計画適合性確認通知書を保有する場合→QMS 適合性調査の申請は不要である。

☆申請品目の滅菌製造所及び保管製造所について、当該製造所が記載された基準適合証又は発行後 5 年以内の適合を示す追加的調査結果証明書若しくは変更計画適合性確認通知書を保有しない製造所がある場合→基準適合証等を保有しない製造所についての追加的調査の申請が必要である。

○その他、申請品目が専門的調査の対象品目であり、かつ、該当する専門的調査についての発行後 5 年以内の適合を示す追加的調査結果証明書等を保有しないなどの場合には、該当する専門的調査などについて追加的調査の申請が必要である。

(注) 専門的調査の対象品目：医薬品・再生医療等製品が組み込まれたもの、特定生物由来製品、直径 3 mm 以下かつ部品直径 1 mm 以下の能動機器、1 nm〜100 nm の材料が使用されるもの、全てが人体に吸収されるもの、特定医療機器

　QMS 適合性調査の申請には申請先調査機関の指定する資料を添付しなければならない。定期調査の場合は、その QMS 適合性調査の結果発行される基準適合証を利用して QMS 適合性調査の申請をしない医療機器のリストを添付しなければならない。これにより調査機関は申請書に記載された医療機器のほか同リストに記載された医療機器を含めて QMS 適合性調査を行なうことになる。

　QMS 適合性調査の申請にあたっては、調査機関が行なう調査に必要な工数量などに応じた手数料が必要であり、PMDA への申請の場合にはそのホームページで公開している「QMS 適合性調査手数料計算ツール」による手数料額を申請書に記載することとなっている。

11.4　QMS 適合性調査の終了後

　QMS 適合性調査が終了して適合であった場合には、申請品目の製品群と製造工程ごとのすべての製造所が記載された基準適合証が申請者に交付される。調査の過程で専門的調査が行なわれている場合には「専門

的調査に係る書面」も交付される。

　基準適合証の有効期間は発行後 5 年間である。ただし、一部変更認証・承認申請に伴う QMS 適合性調査による基準適合証の有効期間の終期は、変更前にその品目に対して有効であった基準適合証の有効期間の終期と同じになる。

　QMS 適合性調査が追加的調査であった場合には追加的調査結果証明書が、変更計画適合性確認申請による場合は変更計画適合性確認通知書が交付される。

　QMS 適合性調査の結果が不適合であった場合、又は必要な QMS 適合性調査の申請をしなかった場合は、認証・承認の新規又は一部変更・変更計画確認の申請に伴うものの場合にはその認証・承認・確認がされないこととなり、定期調査の場合は改善命令、認証・承認取消などの対象となり得ることとなる。

12　治験届

> 承認申請のための臨床試験を行なうときの手続きはどうするの？

12.1　届出の対象

　製造販売承認申請の資料とするために行なう臨床試験は「治験」といわれ、治験を行なう場合には以下のいずれかの場合を除いて、治験依頼者は原則としてあらかじめ PMDA に治験届を提出しなければならない（薬機法第 80 条の 2 ほか）。なお、依頼によらずに医師が自ら行なう治験（医師主導治験といわれる）の場合は、治験実施者が治験届を行なう。

☆既存の医療機器と実質的に同等なもので、生物由来製品や追っかけ新医療機器とならないもの

☆審査資料として臨床試験成績が不要なもので、生物由来製品とならないもの

☆人体に直接・間接に使用されないもの（間接に使用とは、生成する物質、電磁波等を通じて人体に影響を及ぼすものなどである）

　治験は、認可手続き前の製品又は試作品が実際に人体に使用されることであるため、届出の規定やGCP省令など法の規定に違反した場合には罰則規定も定められている。

　届出すべき事項は、治験機器の識別記号、治験機器の構造・予定される使用目的等、治験計画の概要などであり、その治験機器についての最初の届出の場合には治験契約予定日の31日前までに、同一治験機器についての2度目以降の場合（異なる対象疾患など）は治験契約予定日の2週間以上前に届け書を提出しなければならない。

　治験届の提出後に、治験計画などに変更がある場合には変更届を提出する。治験の目的や対象疾患の変更は、変更届ではなく新たな治験届となる。また、治験機器の変更については、1つの治験としての連続性がある場合は変更届によるが、そうでない場合は新たな治験届となるので、必要に応じてPMDAに相談するとよい。

　届け出た治験が終了、中止となったときは終了届、中止届を、その治験機器によるすべての治験について開発が中止された場合には開発中止届を提出する。

12.2　届出事項

治験届に記載する治験計画の概要は以下の項目などである。
①治験の目的
②予定被験者数
③対象疾患
④操作方法又は使用方法
⑤実施期間
⑥実施医療機関の名称及び所在地
⑦治験責任医師の氏名及び職名
⑧治験分担医師の氏名
⑨治験機器の予定交付（入手）数量
⑩実施医療機関ごとの予定被験者数
⑪治験調整医師又は治験調整委員会構成医師の氏名及び職名
⑫治験の実施（依頼・準備を含む）・管理業務を受託する者の氏名、住

　　所、受託業務の範囲

　⑬治験審査委員会の設置者の名称及び所在地

（注）⑫にある、開発企業から臨床開発業務を受託する機関はCRO（Con-
　　　tract Research Organization）といわれる。また、医療機関におい
　　　ても治験業務の委託が行なわれることも多く、この業務の受託機
　　　関はSMO（Site Management Organization）といわれる。

　治験届には添付資料として以下の書類を同時に提出しなければならな
い。

　　○当該治験の実施を科学的に正当と判断した理由を記した文書（初回
　　　の治験届のみ）

　　○治験実施計画書

　　○インフォームド・コンセントに用いられる説明文書及び同意文書

　　○症例報告書の見本

　　○最新の治験機器概要書

　治験届の様式は電子届出様式となっているので、PMDAのホーム
ページの「治験計画届出制度」ページから入力フォーム埋込pdfファイ
ル及びエクセルファイルをダウンロードして、同サイトにある関係資料
及び治験届入力マニュアルに従って届書を作成することとなる。

　作成した電子様式をすべて印刷して、必要な押印等を行なって作成し
た書類を、電子様式を記録したCD-ROM等とともにPMDAに提出す
る。

　このほか、治験中に不具合の発生等があった場合には、期限内にそれ
をPMDAに報告しなければならない（薬機法施行規則第274条の2）。

D　業許可手続き

1　製造所の登録

> 医療機器の製造業者となるための手続きはどうするの？

1.1　登録が必要な製造所

　医療機器を日本国内で製造しようとするときは、あらかじめその製造所について製造業の登録を受けておかなければならない。また、外国で製造する場合は、その製品を日本で製造販売する前にその製造所の登録を受けておかなければならない。

　ただし、登録を受けなければならないのは医療機器を製造するための活動を行なうすべての施設（これを「製造所」という）ということではなく、特定の工程を行なう製造所だけが登録の対象である（薬機法施行規則第114条の8）。

　製造所の登録が必要な工程は医療機器の種類によって異なっており、以下の表の○印に1つ以上該当する製造所が登録の必要な製造所である。なお、工程には設計や、製造販売のための最終製品の出荷判定時の国内の保管（製造販売のための出荷判定は、輸入品であっても国内に製品がある時点で行なわれなければならない）も含まれる。

製造工程＼種類	右記以外の医療機器	一般医療機器	単体プログラムの記録媒体	単体プログラム	再製造単回使用医療機器
設計	○		○	○	○
受入、分解、洗浄等					○
主たる組立て等	○	○			○
滅菌	○	○			○
国内の最終製品保管	○	○	○		○

　製造工程の主たる組立等とは、その医療機器の製品実現について実質的に責任を有しており、QMS 調査に際して製品実現プロセスの適合性を証明することが可能な製造実態を有する施設であり、医療機器によっては必ずしも「組立」でなく、充填や成形などであることもある。従って、単に注文を受けて部品を製造し、納入先がそれらを組み立てて医療機器にしているような場合、部品の製造所は登録の対象ではない。

　設計工程のみを行なう製造所が、その医療機器の製造販売業者の製造販売業を行なう主たる事務所（許可対象の事務所）と同一施設である場合は、製造所の登録をしないこともできる。

1.2　国内製造所の登録要件

　製造業の登録を受けるためには、申請者及び申請者が法人の場合はその代表者及び薬事に関する業務を所掌する役員が、「申請者の欠格事項」のいずれにも該当していないことが必要である。

　また、製造所ごとに、医療機器の製造を実地に管理するため、次のいずれかに該当する責任技術者が必要である。ただし、生物由来製品の場合には登録権者（都道府県知事）の承認を受けた細菌学的知識を有する製造管理者が必要である。

○大学等（旧大学令による大学、旧専門学校令による専門学校又は学校教育法による大学若しくは高等専門学校）で、物理学、化学、生物学、工学、情報学、金属学、電気学、機械学、薬学、医学又は歯学に関する専門の課程を修了した者（薬機法施行規則第 114 条の 53 第 1 項第 1 号該当）　なお、同等と認められる外国の大学でもよい（同項第 4 号該当）。

○旧制中学若しくは高校又はこれと同等以上の学校で、物理学、化学、生物学、工学、情報学、金属学、電気学、機械学、薬学、医学又は歯学に関する専門の課程を修了した後、医療機器の製造に関する業務に 3 年以上従事した者（同項第 2 号該当）

○医療機器の製造に関する業務に 5 年以上従事した後、厚生労働大臣の登録を受けた者（公益財団法人医療機器センター）が行なう講習（医

療機器製造業責任技術者講習会、受講申込みには従事年数証明書が必要）を修了した者（同項第3号該当）

　医療機器の製造工程のうち設計のみを行なう製造所の場合は、製造業者が設計部門の責任者として指定する者を責任技術者としてもよい（薬機法施行規則第114条の53第3項該当）。

　また、一般医療機器のみを製造する製造所の責任技術者は、以下のいずれかでもよい。

○旧制中学若しくは高校又はこれと同等以上の学校で、物理学、化学、生物学、工学、情報学、金属学、電気学、機械学、薬学、医学又は歯学に関する専門の課程を修了した者(同条第2項第1号該当)。なお、同等と認められる外国の高校でもよい（同項第3号該当）。

○旧制中学若しくは高校又はこれと同等以上の学校で、物理学、化学、生物学、工学、情報学、金属学、電気学、機械学、薬学、医学又は歯学に関する科目を修得した後、医療機器の製造に関する業務に3年以上従事した者（同項第2号該当）

○医療機器の製造に関する業務に5年以上従事していた者（同項第3号該当）

　なお、令和3年8月からは、責任技術者は、法令による義務を遵守してその課せられた業務を遂行するための能力と経験を有する者でなければならないこととなっている。

1.3　責任技術者の義務

　責任技術者は保健衛生上支障を生ずるおそれがないように従業者を監督し、製造所の構造設備及び医療機器その他の物品を管理し、その他製造所の業務について必要な注意をしなければならない（薬機法第23条の2の14）。

　また、令和3年8月からは、製造管理を公正かつ適正に行なうために必要な場合には製造業者に対して書面により必要な意見を述べること、製造・品質管理の業務を統括してそれが適正・円滑に実施されるようにすること、品質不良の発生のおそれがある場合は必要な改善等の措置が

とられるようにすることなどの義務も課されている。

1.4　国内製造所の登録申請

　登録の申請は、製造所ごとに、次ページの様式の登録申請書（青字は記載例）を製造所の所在地の都道府県の薬務担当窓口に提出することによって行なう。

　実際には、FD申請ソフトにより記載例のように入力して印刷することにより申請書類が作成されるので、CD-ROM等に出力した電子データ及び添付書類と併せて申請窓口に提出する。登録の申請には申請手数料（4万円程度）が必要なので、申請先の指示に従って支払う。

　申請者の欠格条項の（1）欄から（4）欄には、当該事実がないときは「なし」と記入し、あるときは、（1）及び（2）欄についてはその理由及び年月日を、（3）欄についてはその罪、刑、刑の確定年月日及びその執行を終わり、又は執行を受けることがなくなった場合はその年月日を、（4）欄についてはその違反の事実及び違反した年月日を記入する。

　設計の業務を行なう製造所である場合は備考欄に「設計」と記載する。

　住所、氏名は登記事項どおりに本店（本社、主たる事務所）所在地、法人名、代表者名を記入して、印刷した申請書鑑に登記所に届出した代表者印を押印する。

　申請の際には以下の書類を同時に提出しなければならない（過去に同一書類を同一申請先に提出している場合はその旨を記載することでよい）（薬機法施行規則第114条の9）。

①申請者が法人であるときは、登記事項証明書

②申請者自身又は申請者が法人の場合はその役員以外の者がその製造所の責任技術者であるときは、雇用契約書の写しなどの申請者の責任技術者に対する使用関係を証する書類

③責任技術者の資格を証する書類（卒業証明書、従事先事業者発行の従事年数証明書、講習会修了証など）

④登録を受けようとする製造所の場所を明らかにした図面（地図・案内

医療機器　製造業　登録申請書

製造所の名称			○○○○医療器本郷事業所
製造所の所在地			東京都文京区本郷○○○○○
管理者又は責任技術者	氏　名	医療衛生	資格 薬機法施行規則第114条の53第1項第1号
	住　所		東京都杉並区小宮5丁目-6-7
申請者（法人にあっては、その業務を行う役員を含む。）の欠格条項	(1) 法第75条第1項の規定により許可を取り消されたこと		なし
	(2) 法第75条の2第1項の規定により登録を取り消されたこと		なし
	(3) 禁錮以上の刑に処せられたこと		なし
	(4) 薬事に関する法令で政令で定めるもの又はこれに基づく処分に違反したこと		なし
備　考			製造工程：設計　最終製品の保管

上記により、医療機器の製造業の登録を申請します。

　　　年　　　月　　　日

　　　　　　　　　住　所（法人にあっては、主たる事務所の所在地）
　　　　　　　　　氏　名（法人にあっては、名称及び代表者の氏名）㊞

　都道府県知事　　　殿

　　　　　　　　　担当者名　医機花子
　　　　　　　　　連絡先電話番号　03-1234-5678
　　　　　　　　　業者コード　999999-001

（注）　この様式は令和3年8月より前の申請の場合であり、以後の申請の場合では、責任役員の氏名の記載が必要となる、欠格条項の項目が追加されるなどの変更がある。

　図、建物の配置図、製造所の範囲を示す図面など）
⑤申請者が他の製造業の許可又は登録を受けている場合にあっては、当該製造業の許可証又は登録証の写し
⑥申請者（申請者が法人であるときは、その業務を行なう役員）が麻薬、大麻、あへん若しくは覚醒剤の中毒者又は精神の機能の障害によりその業務を適正に行なうに当たって必要な認知、判断及び意思疎通を適

切に行なうことができない者、のいずれにも該当しないことの疎明書（本人又は法人代表者の宣誓書など）又は医師の診断書（令和3年7月まで）

　申請した製造所が登録台帳に記載されて登録されると、申請者に登録証が交付される。

1.5　外国製造所の登録申請

　製造所が外国にある場合は、製造所ごとに、次ページの様式の登録申請書（青字は記載例）を PMDA に提出する。なお、申請者は外国の法人であるが、申請書の提出などの手続き代行業務は製造販売業者の薬事担当者が行なっている場合が多い。そのため実質的に製造販売業者ごとに登録申請することになり、同一の製造所に対して重複して登録申請してしまうおそれがある。これを避けるため、PMDA ではホームページに認定・登録外国製造業者リストを公表しているので、登録申請をする前にリストの「業態」が「医療機器外国製造業者」である製造所を確認しておく必要がある。

　製造所の登録を受けるためには、申請者及び申請者が法人の場合はその業務を行なう役員（法人の代表者及び薬事に関する業務を所掌する役員のこと）が「申請者の欠格事項」のいずれにも該当していないことが必要である。

　実際の登録申請書の作成は、DWAP にログインして登録申請書に入力して行なうこととなる。DWAP で必要事項をすべて入力し終わったら、申請日を書類の提出予定日に設定して提出ボタンをクリックすると、申請電子データが PMDA に送付されて提出用書類が印刷できるようになるので、申請書の鑑等の書類を印刷する。

　申請書の鑑には法人代表者の印鑑又はサインが必要であるが、DWAPでの印刷によらずに規定の様式を別途作成した書類にサインして、書類提出時にはサインをした書類とサインのない DWAP で印刷した鑑の両方を提出することでもよい。

収入印紙 revenue stamp				

医療機器　外国製造業者　登録申請書
Application for the registration of foreign medical device manufacturer

製造所の名称 Name of the manufacturing establishment			USA Medical LLC （業者コード 987654-001）
製造所の所在地 Location of the manufacturing establishment			1234 Apple Street, Los Angeles, CA 90099 USA
製造所の責任者 The person responsible for the man-ufacturing establishment	氏　名 Name		Hercule Poirot;
	住　所 Address		1234 Apple Street, Los Angeles, CA 90099 USA
申請者（法人にあつては、その業務を行う役員を含む。）の欠格条項 Applicant's disqualifications (including those of the executives engaged in the services in case of a corporation)	(1)	法第 75 条の 4 第 1 項の規定により認定を取り消されたこと History of having license being canceled pursuant to the provision of Article 75-4, Paragraph 1	なし
	(2)	法第 75 条の 5 第 1 項の規定により登録を取り消されたこと History of having license being canceled pursuant to the provision of Article 75-5, Paragraph 1	なし
	(3)	禁錮以上の刑に処せられたこと History of a court sentence of imprisonment or a severer punishment	なし
	(4)	薬事に関する法令で政令で定めるもの又はこれに基づく処分に違反したこと Violation of Japanese laws and regulations related to pharmaceutical affairs or measures taken in accordance with these laws and regulations	なし
備　考 Remarks			

上記により、医療機器の外国製造業者の登録を申請します。
I hereby apply for the registration of the foreign medical device manufacturer indicated above.

年 Year	月 Month	日 Day		邦文 Japanese	1234　アップルストリート、ロスアンジェルス、ユー・エス・エー

住　所
Address　外国文
Foreign language　1234 Apple Street, Los Angeles, CA 90099 USA

（法人にあつては、主たる事務所の所在地
Location of the head office in case of a corporation）

邦文
Japanese　ユーエスエーメディカル合同会社・最高経営責任者シャーロック ホームズ　㊞又は署名
Signature

氏　名
Name　外国文
Foreign language　USA Medical LLC
Sherlock Holmes, CEO

（法人にあつては、名称及び代表者の氏名
Name and name of its representative in case of a cor-poration）

厚生労働大臣　　殿
To Minister of Health, Labor and Welfare

代行者　住所：東京都文京区本郷○○○○○
　　　　社名・所属：○○○○医療器株式会社薬事部登録課
　　　担当者名：医機花子
　　　電話番号：03-1234-5678

（注）　この様式は令和 3 年 8 月より前の申請の場合であり、以後の申請の場合では、欠格条項の項目が追加されるなどの変更がある。

　登録には登録免許税（1件9万円）が必要なので、麹町税務署に納める（受領証の写しを申請書に添付する）か収入印紙でよい場合も多い。なお、収入印紙には消印してはいけない。

　申請の際には以下の書類を同時に提出しなければならない（過去に同一の書類を提出している場合はその旨を記載することでよい）(薬機法施行規則第114条の15)。
①製造所の責任者の履歴を記した書類
②登録を受けようとする製造所の場所を明らかにした図面（地図・案内図、建物の配置図、製造所の範囲を示す図面など）
③申請者（申請者が法人であるときは、その業務を行なう役員）が麻薬、大麻、あへん若しくは覚醒剤の中毒者又は精神の機能の障害によりその業務を適正に行なうに当たって必要な認知、判断及び意思疎通を適切に行なうことができない者、のいずれにも該当しないことの疎明書（本人又は法人代表者の宣誓書など）又は医師の診断書（令和3年7月まで）

　申請した製造所が登録台帳に記載されて登録されると、申請者に登録証が交付される。

1.6　登録の更新

　製造業の登録の有効期間は5年間なので、引き続き製造業を継続しようとする場合は、有効期間の終期が近づいたら、有効期間内に更新登録が完了するように登録更新申請が必要である。
　登録更新の申請は、国内製造所の場合はFD申請ソフトにより、外国製造所の場合はDWAPにより必要事項を入力して、新規登録申請の場合と同様に申請書類等を申請窓口に提出する。
　提出時までに更新手数料の支払いも必要である（外国製造所についても登録免許税ではなく更新手数料として2万3400円の収入印紙が必要で、印紙には消印してはいけない）。
　申請の際には以下の書類を同時に提出しなければならない。

①製造業登録証（原本）
②その他、製造所の場所を明らかにした図面（地図・案内図、建物の配
　置図、製造所の範囲を示す図面など）など申請先により必要とされる
　書類

1.7　登録事項の変更等の届出

　製造業者は、登録を受けた後に次の事項に変更があった場合は、変更
後 30 日以内にその届出をしなければならない（薬機法施行規則第 114 条
の 70）。
○製造業者の氏名及び住所（国内製造所の場合での社名変更は、登記事
　項証明書などの添付及び登録証の書換え申請も必要である）
○国内製造所の責任技術者又は外国製造所の責任者の氏名及び住所（変
　更後の者について、国内製造所の場合は雇用証明書等及び資格を証明
　する書類の、外国製造所の場合は履歴を記した書類の添付が必要であ
　る）
○製造業者が法人であるときは、その業務を行なう役員の氏名（国内製
　造所の場合は登記事項証明書等が必要な場合が多い）
○製造所の名称（国内製造所の場合は登録証の書換え申請も必要である）
○製造所の業務を廃止、休止又は休止した事業を再開したとき

　ただし、以下の場合は新たな登録申請が必要である。
◎製造所を移転する場合
◎個人から法人又は他の個人（相続など）への変更
◎合併等による法人格の変更

　実際の届書の作成は、国内製造所の場合は FD 申請ソフト（医療機器
製造業）の、外国製造所の場合は DWAP の、それぞれ変更届・廃止届・
休止届・再開届により、必要事項を入力・印刷した書類等を、登録先都
道府県又は PMDA の窓口に提出することにより行なう。

1.8　製造業者の遵守事項

　登録製造業者には、法令により義務が課せられており、その主なものを以下に示す。

○製造管理及び品質管理の基準（QMS省令）の遵守

　製造業者は、製造販売業者が行なう製造管理又は品質管理に協力しなければならない（薬機法施行規則第114条の58）。

　すべての医療機器にQMS省令が適用されるので、登録製造業者における製品の製造管理及び品質管理の方法をQMS省令に適合させる必要がある。（QMS省令第83条）

　また、国内の登録製造業者には、法令により以下の義務が課せられる。

○記録の作成

　責任技術者は、製造及び試験に関する記録、その他製造所の管理に関する記録を作成し、3年間（又は、有効期間＋1年のうち長い期間）保管しなければならない（薬機法施行規則第114条の52）。

　高度管理医療機器及び特定保守管理医療機器を譲受け又は販売等したときは、次の事項を書面に記載しなければならない（薬機法施行規則114の83）。

　　　☆品名

　　　☆数量

　　　☆製造番号又は製造記号

　　　☆譲受け又は販売等の年月日

　　　☆相手方の氏名及び住所

○登録証の掲示

　交付された製造業の登録証は、製造所の見やすい場所に掲示しておかなければならない（薬機法施行規則第114条の85）。

○責任技術者が法令に基づく義務として述べた意見を尊重しなければならない。また、令和3年8月からは意見に関して取った措置又は措置を取らなかった場合はその理由を記録・保存することも義務付けられている（薬機法第23条の2の15）。

その他、責任技術者の権限の明確化、法令に適合した業務の実施を確保する体制の整備、従業者の法令遵守の指針の作成等の措置、これらの措置内容の記録と保存についても令和3年8月から義務付けられている（薬機法第23条の2の15の2）。

2　製造販売業の許可

> 医療機器の元売り業者となるにはどうすればいいの？

2.1　許可の種類

医療機器の製造販売業の許可は3種類あり、それにより製造販売できる医療機器の種類が異なるので、以下のように取り扱うものにより必要な種類の許可を受ける必要がある。

すべての種類の医療機器を取り扱う場合は、第一種医療機器製造販売業が必要。

高度管理医療機器は取り扱わない場合は、第二種医療機器製造販売業が必要。

一般医療機器のみ取り扱う場合は、第三種医療機器製造販売業が必要。

許可は製造販売業者ごと（法人ごと）に、製造販売の業務を行なう主たる事務所（総括製造販売責任者が業務を行なう事務所）の所在地の都道府県知事から受ける。申請窓口は都道府県庁の薬務担当部署となる。

2.2　許可の要件

製造販売業の許可を受けるためには以下の要件をすべて満たしていなければならない。

①製造管理・品質管理の体制が基準を満たしている（国内品質業務運営責任者の設置を含む）

②製造販売後安全管理の方法が基準を満たしている（安全管理責任者の設置を含む）

③「申請者の欠格事項」への非該当

④総括製造販売責任者が設置されている

　医療機器の製造管理及び品質管理並びに製造販売後安全管理に関する業務を行なうため、以下のいずれかに該当する総括製造販売責任者が必要である。

　○大学等で、物理学、化学、生物学、工学、情報学、金属学、電気学、機械学、薬学、医学又は歯学に関する専門の課程を修了した者（薬機法施行規則第114条の49第1項第1号該当）　なお、同等と認められる外国の大学でもよい（同項第4号該当）。

　○旧制中学若しくは高校又はこれと同等以上の学校で、物理学、化学、生物学、工学、情報学、金属学、電気学、機械学、薬学、医学又は歯学に関する専門の課程を修了した後、医薬品、医療機器又は再生医療等製品の品質管理又は製造販売後安全管理に関する業務に3年以上従事した者（同項第2号該当）

　○医薬品、医療機器又は再生医療等製品の品質管理又は製造販売後安全管理に関する業務に5年以上従事した後、厚生労働大臣の登録を受けた者（公益財団法人医療機器センター）が行なう講習（医療機器等総括製造販売責任者講習会、受講の申込みには従事年数証明書が必要）を修了した者（同項第3号該当）

　また、第三種医療機器製造販売業の総括製造販売責任者は、以下のいずれかでもよい。

　○旧制中学若しくは高校又はこれと同等以上の学校で、物理学、化学、生物学、工学、情報学、金属学、電気学、機械学、薬学、医学又は歯学に関する専門の課程を修了した者（薬機法施行規則第114条の49第2項第1号該当）　なお、同等と認められる外国の高校でもよい（同項第3号該当）。

　○旧制中学若しくは高校又はこれと同等以上の学校で、物理学、化学、生物学、工学、情報学、金属学、電気学、機械学、薬学、医学又は歯学に関する科目を修得した後、医薬品、医薬部外品、化粧品、医療機器又は再生医療等製品の品質管理又は製造販売後安全管理に関する業務に3年以上従事した者（同項第2号該当）

○医療機器の品質管理又は製造販売後安全管理に関する業務に5年以
　上従事していた者（同項第3号該当）

　なお、令和3年8月からは、総括製造販売責任者は、法令による義務
を遵守してその課せられた業務を遂行するための能力と経験を有する者
でなければならないこととなっている。

2.3　総括製造販売責任者の義務

　総括製造販売責任者には以下のことを行なう義務がある。
☆製造管理及び品質管理並びに製造販売後安全管理業務に関する法令及
　び実務に精通し、公正かつ適正にその業務を行なう。
☆業務を公正かつ適正に行なうために必要があると認めるときは、製造
　販売業者に対し文書により必要な意見を述べる。
☆国内品質業務運営責任者及び安全管理責任者との相互の密接な連携を
　図る。

2.4　製造・品質管理の体制の基準

　製造販売業者の製造管理・品質管理の体制の基準は、「医療機器又は体
外診断用医薬品の製造管理又は品質管理に係る業務を行なう体制の基準
に関する省令」（平成26年厚生労働省令第94号、略して「体制省令」と
いわれる）に定められており、製造販売業者・登録製造業者が構築すべ
き品質マネジメントシステムの基準である「医療機器及び体外診断用医
薬品の製造管理及び品質管理の基準に関する省令」（平成16年厚生労働
省令第169号、略して「QMS省令」といわれる）を遵守するために必要
な以下の体制ができていることを求めている。別な言い方をすれば、
QMS省令に基づく品質マネジメントシステムを運用していくための準
備が整っていなければならない、ということである。

○　品質管理監督システムの確立

　ISO9001を基本とする（プロセスアプローチに基づく）品質マネジメ

ントシステムを確立することを求めている。より具体的には ISO9001 を医療機器に適用するための規格である ISO13485（JIS Q13485）に基づくものである。

○　品質管理監督文書の管理・保管

品質マニュアルその他の品質マネジメントシステムの文書及び製品標準書が作成・維持される文書管理体制が整備されていることが必要である。

○　記録の管理・保管

品質マネジメントシステムにおいて必要な記録が作成・保管されるよう管理体制が整備されていることが必要である。

○　トップマネジメントによるリーダーシップ

品質マネジメントシステムは組織のトップマネジメント（管理監督者といわれる）のリーダーシップの下に運営される体制が整っていることが必要である。

○　管理責任者、総括製造販売責任者の配置

多忙なトップマネジメントに代わって日常的な業務を管理する管理責任者が選任されていること（第三種医療機器製造販売業者の場合はいなくてもよい）、総括製造販売責任者は製造・品質管理業務を統括し国内品質業務運営責任者を監督するようになっていることなどが必要である。

○　国内品質業務運営責任者の設置

以下の要件のすべてを満たす国内品質業務運営責任者が設置されている必要がある。
☆製造販売業者における品質保証部門の責任者である
☆国内の品質管理業務を適正かつ円滑に遂行しうる能力を有する者である
☆医療機器等の販売に係る部門に属する者でない、その他国内の品質管理業務の適正かつ円滑な遂行に支障を及ぼすおそれがない者である

☆品質管理業務その他これに類する業務に 3 年以上従事した者である

　品質管理業務その他これに類する業務とは以下のような業務である。

　①QMS 省令における管理監督者（トップマネジメント）

　②QMS 省令における管理責任者

　③総括製造販売責任者（医療機器又は体外診断用医薬品）

　④旧 GQP 省令における品質保証責任者

　⑤体外診断用医薬品・医療機器の製造業の製造管理者・責任技術者（製造管理者・責任技術者の責任及び権限がその中で規定されている品質マネジメントシステムの下で業務を行なっていた場合）

　⑥製造販売業又は製造業の製造管理又は品質管理に関する業務に従事した者

　このうち④⑥については、医療機器での場合のほか、QMS 省令に基づく品質管理等に関する十分な教育訓練を受けたうえで、医薬品やGMP が適用される医薬部外品の製造販売業における品質管理業務に従事していた者でもよい。

　また、①②⑥については外国の施設での業務経験でもよい。

　このほか、第二種及び第三種医療機器製造販売業の国内品質業務運営責任者については、ISO9001 又は ISO13485 の認証を受けた事業者（外国の事業者を含みサービスの提供のみ行なう事業者を除く）における品質マネジメントシステムでの品質保証等の業務経験でもよい。

2.5　製造販売後安全管理の方法の基準

　製造販売後安全管理の方法の基準は「医薬品、医薬部外品、化粧品、医療機器及び再生医療等製品の製造販売後安全管理の基準に関する省令」（平成 16 年厚生労働省令第 135 号、略して「GVP 省令」といわれる）に定められており、以下の事項が求められている。

○　安全確保業務を行なう人員等及び安全管理責任者の設置

　安全確保業務（製品に関係する安全性情報の収集、検討及びその結果に基づく安全確保のための措置を取るという一連の業務のこと）を円滑に実施できる人員を十分有するとともに、安全確保業務の責任者として

安全管理責任者が設置されていなければならない。安全管理責任者及びその業務を行なう部門は、販売部門その他安全確保業務の適正かつ円滑な遂行に支障を及ぼすおそれのある部門から独立していなければならない。また、第一種医療機器製造販売業者の場合、前記部門は安全管理統括部門として総括製造販売責任者の監督下にあり、安全管理責任者はその責任者でなければならないとともに、安全確保業務を委託するなど安全管理責任者以外がその業務を行なう場合はその責任者として安全管理実施責任者を置かなければならない。

○　総括製造販売責任者による安全管理責任者の監督等

総括製造販売責任者は、安全管理責任者を監督するとともに、安全管理責任者と国内品質業務運営責任者とが密接に連携して業務を行なうようにしなければならない。

○　安全管理業務手順書等の作成と配備（第3種医療機器製造販売業者を除く）

これには以下のことが含まれる。

・安全管理情報の収集、検討、安全確保措置の実施などについての必要な業務手順書の作成
・製造販売後安全管理業務に従事する者の責任と権限、体制についての文書化
・業務手順書の細則など、総括製造販売責任者、安全管理責任者の業務に必要な文書の作成
・文書の作成、改訂等に関する記録と保存
・製造販売の業務を行なう主たる事務所（総括製造販売責任者の勤務場所）その他安全管理責任者（勤務場所が総括製造販売責任者と同一でない場合）、安全管理実施責任者が業務を行なう事務所への、必要な手順書、文書（製品の安全性に関する文書なども含む）の配備

○　安全管理責任者による安全確保業務の統括

安全管理責任者は、安全確保業務の記録を作成・保存し、必要があるときには総括製造販売責任者に文書で意見を述べるとともにその記録を

保存しなければならない。また、医療機器リスク管理（安全性及び有効性に関し特に検討すべき事項を有する医療機器について、その安全性・有効性の情報収集、調査、試験などを行なってリスク管理することで、製造販売承認の際にその条件として製造販売業者に課せられる）の場合には、製造販売後調査等管理責任者との相互の密接な連携を図らなければならない。

○　安全管理情報の収集と記録

安全管理責任者は、医療関係者、学会報告、文献報告、外国の事業者などから安全管理情報を収集するとともにその記録を作成・保存しなければならない。安全管理実施責任者が安全管理情報の収集を行なった場合には、その記録を安全管理責任者に文書で報告しなければならない。

○　安全管理情報の検討及びその結果に基づく安全確保措置の立案

安全管理責任者は、安全管理情報を検討して必要があれば、廃棄、回収、販売の停止、注意事項等情報・添付文書の改訂、医療機器情報担当者による医療関係者への情報の提供又は法に基づく厚生労働大臣への報告、その他の安全確保措置を立案して総括製造販売責任者に文書により報告するとともに、その記録を保存しなければならない。また、安全管理情報のうち必要があるものは国内品質業務運営責任者にも文書でそれを提供しなければならない。

○　安全確保措置の実施、記録等

総括製造販売責任者は、安全確保措置の案を評価して安全確保措置を決定した後、その実施を文書で安全管理責任者・安全管理実施責任者に指示しなければならない。

安全管理責任者は、指示に基づき安全確保措置を行ない、その記録を作成し（安全管理実施責任者に行なわせる場合は文書により指示し、安全管理実施責任者はその記録を報告する）、保存しなければならない。

○　医療機器リスク管理の実施

医療機器リスク管理を行なう場合は、総括製造販売責任者又は安全管

理責任者が医療機器リスク管理計画書を作成し、製造販売の業務を行なう主たる事務所及びその他の必要な場所に配備するとともに、安全管理責任者が医療機器リスク管理計画書に従ってそれを実施しなければならない。

○　定期的な自己点検の実施と自己点検に基づく製造販売後安全管理の改善

　安全管理に関する業務について、あらかじめ指定した者により定期的な自己点検を行ない、その記録を作成して安全管理責任者に報告（安全管理責任者が自己点検を行なった場合は安全管理責任者が記録を作成する）しなければならない。また、安全管理責任者から総括製造販売責任者に自己点検の結果を報告するとともに、必要な場合には総括製造販売責任者は製造販売後安全管理の改善措置を講じなければならない。

○　製造販売後安全管理に関する業務の従事者に対する教育訓練の実施

　総括製造販売責任者が教育訓練計画を作成し、それに基づいて製造販売後安全管理に関する業務の従事者に計画的に教育訓練を行なわなければならない。教育訓練の記録を安全管理責任者に報告し（安全管理責任者が教育訓練を行なった場合は安全管理責任者が記録を作成する）、安全管理責任者は総括製造販売責任者に教育訓練の結果を報告しなければならない。

○　記録の保存

　記録は、その記録を利用しなくなった日から原則として5年間保存しなければならない。

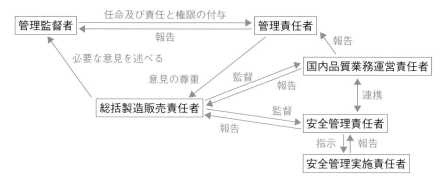

参考：製造販売業に必要な人員（許可の種類により兼務可能や不要な場合もある）

2.6　製造販売業の許可申請

　医療機器製造販売業の許可申請は次ページの様式の許可申請書（青字は記載例）を総括製造販売責任者がその業務を行なう事務所（製造販売の主たる機能を有する事務所である）の所在地の都道府県の薬務担当窓口に提出することによって行なう。実際には、FD 申請ソフトにより記載例のように入力して印刷することにより申請書類が作成されるので、CD-ROM 等に出力した電子データ及び添付書類と併せて申請窓口に提出する。申請手数料は申請先の指示に従って支払う。

　申請者の欠格条項の（1）欄から（4）欄には、当該事実がないときは「なし」と記入し、あるときは、（1）及び（2）欄についてはその理由及び年月日を、（3）欄についてはその罪、刑、刑の確定年月日及びその執行を終わり、又は執行を受けることがなくなった場合はその年月日を、（4）欄についてはその違反の事実及び違反した年月日を記入する。
　住所、氏名は登記事項どおりに本店（本社、主たる事務所）所在地、法人名、代表者名を記入して、印刷した申請書鑑に登記所に届出した代表者印を押印する。

　申請の際には以下の書類を同時に提出しなければならない（過去に同一書類を同一申請先に提出している場合はその旨を記載することでよ

医療機器　製造販売業　許可申請書

主たる機能を有する事務所の名称		○○○○医療器本郷事業所	
主たる機能を有する事務所の所在地		東京都文京区本郷○○○○○	
許可の種類		第一種医療機器製造販売業	
総括製造販売責任者	氏　名	本郷　総責	資格 薬機法施行規則第114条の49第1項第1号
	住　所	東京都品川区大泉 10-11-12	
申請者（役員を含む。）の欠格条項（法人にあつては、その業務を行う	(1)	法第75条第1項の規定により許可を取り消されたこと	なし
	(2)	法第75条の2第1項の規定により登録を取り消されたこと	なし
	(3)	禁錮以上の刑に処せられたこと	なし
	(4)	薬事に関する法令で政令で定めるもの又はこれに基づく処分に違反したこと	なし
備　考		登記事項証明書は令和○年○月○日申請の製造業登録申請書に添付済のため省略	

上記により、医療機器の製造販売業の許可を申請します。

　　　　　年　　　月　　　日

　　　　　　　　　　　　住　所（法人にあつては、主たる事務所の所在地）
　　　　　　　　　　　　　　東京都千代田区○○○○町○○番地

　　　　　　　　　　　　氏　名（法人にあつては、名称及び代表者の氏名）
　　　　　　　　　　　　　　○○○○○医療器株式会社
　　　　　　　　　　　　　　代表取締役社長　医機　太郎　　㊞

　都道府県知事　　　　殿

　　　　　　　　　　　　担当者名　医機花子
　　　　　　　　　　　　連絡先電話番号　03-1234-5678
　　　　　　　　　　　　業者コード　999999-001

（注）　この様式は令和3年8月より前の申請の場合であり、以後の申請の場合では、責任役員の氏名の記載が必要となる、欠格条項の項目が追加されるなどの変更がある。

い）（薬機法施行規則第114条の2）。

①申請者が法人であるときは、登記事項証明書

②申請者が他の製造販売業の許可を受けている場合にあっては、当該許可証の写し

③申請者が法人であるときは、その組織図。役員の業務分掌がわかるものでよい。

④申請者自身又は申請者が法人の場合はその役員以外の者がその総括製造販売責任者であるときは、雇用契約書の写しその他申請者のその総括製造販売責任者に対する使用関係を証する書類

⑤総括製造販売責任者の資格を証する書類（卒業証明書、従事先事業者発行の従事年数証明書、講習会修了証など）

⑥製造管理又は品質管理の業務を行なう体制に関する書類。管理監督者、管理責任者、総括製造販売責任者及び国内品質業務運営責任者の責務及び組織図など関係部門全体の管理体制を表すものである。

⑦製造販売後安全管理に係る体制に関する書類。前記⑥に安全管理責任者の責務及び製造販売後安全管理に関係する部門を加えた組織図等、全体の管理体制を表すものなどである。

⑧申請者（申請者が法人であるときは、その業務を行なう役員）が麻薬、大麻、あへん若しくは覚醒剤の中毒者又は精神の機能の障害によりその業務を適正に行なうに当たって必要な認知、判断及び意思疎通を適切に行なうことができない者であるかどうかの診断書（令和3年8月以降は必要な場合のみ）。

⑨その他、許可対象の事務所の地図など申請先都道府県により必要とされる書類も併せて添付する。

　申請書類及び主たる機能を有する事務所への原則として実地調査などの審査を経て申請が許可されると、申請者に医療機器製造販売業許可証が交付される。

2.7　製造販売業の許可更新申請

　製造販売業の許可の有効期間は 5 年間なので、引き続き製造販売業を継続しようとする場合は、有効期間の終期が近づいたら、有効期間内に許可更新が完了するように許可更新申請が必要である。

　許可更新の申請は、FD 申請ソフトにより必要事項を入力して、新規許可申請の場合と同様に申請書類と作成した電子データを申請窓口に提出する。

　提出時までに更新手数料の支払いも必要である。

　申請の際には以下の書類を同時に提出しなければならない。
①製造販売業許可証（原本）
②その他、許可対象の事務所の地図など申請先都道府県により必要とされる書類

　許可更新にあたっても、原則として主たる機能を有する事務所への実地調査などが行なわれる。申請が許可されると、申請者に新たな製造販売業許可証が交付される。

2.8　許可事項の変更等の届出

　製造販売業者は、許可の後に次の事項に変更があった場合は、変更後 30 日以内に許可を受けた都道府県にその届出をしなければならない（薬機法施行規則第 114 条の 69）。
○製造販売業者の氏名及び住所（登記事項証明書などの添付が必要。また、社名変更は許可証の書換え申請も必要である）
○主たる機能を有する事務所の名称及び所在地（許可証の書換え申請も必要である。また、事務所の移転の場合は移転先の地図等が必要な場合が多い）
○製造販売業者が法人であるときは、その業務を行なう役員の氏名（登記事項証明書などが必要な場合が多い）
○総括製造販売責任者の氏名及び住所（変更後の者について、雇用証明書等の添付が必要である。また、その資格を証明する書類の添付が必

要な場合が多い)

○製造販売業者が、他の種類の製造販売業の許可を受け、又は当該許可に係る事業を廃止したときは、当該許可の種類及び許可番号を届け出る

○製造販売業の業務を廃止(許可証原本を添付する)、休止又は休止した事業を再開したとき

ただし、以下の場合は新たな許可申請が必要である(元の許可は廃止となる)。

◎主たる機能を有する事務所を他の都道府県に移転する場合

◎個人から法人又は他の個人(相続など)への変更

◎合併等による法人格の変更

◎許可種別の変更

実際の届書の作成は、FD申請ソフト(医療機器製造販売業)の変更届・廃止届・休止届・再開届により、必要事項を入力・印刷した書類と作成した電子データを申請窓口に提出することにより行なう。

2.8 製造販売業者の遵守事項

製造販売業者には、以下の事項などの義務が課せられている(薬機法施行規則第114条の54ほか)。

○薬事に関する法令に従い適正に製造販売が行なわれるよう必要な配慮をする。必要な配慮とは、要は適正な製造販売は事業者の責任で実現しなければならないということである。

○製造販売しようとする製品の製造管理・品質管理及び製造販売後安全管理を適正に行なう。

○総括製造販売責任者、国内品質業務運営責任者及び安全管理責任者のいずれもその製造販売する品目の特性に関する専門的知識を有しない場合には、総括製造販売責任者を補佐する者として当該専門的知識を有する者を置く。

○生物由来製品又は再製造単回使用医療機器の製造販売業者であって、

その総括製造販売責任者、国内品質業務運営責任者及び安全管理責任者のいずれも細菌学的知識を有しない場合には、総括製造販売責任者を補佐する者として細菌学的知識を有する者を置く。

○総括製造販売責任者、国内品質業務運営責任者及び安全管理責任者がそれぞれ相互に連携協力し、その業務を行なうことができるよう必要な配慮をする。

○総括製造販売責任者がその責務を果たすために必要な配慮をする。

○総括製造販売責任者が法令に基づく義務として述べる意見を尊重する。また、令和3年8月からは意見に関して取った措置又は措置を取らなかった場合はその理由を記録・保存することも義務付けられている（薬機法第23条の2の15）。

○高度管理医療機器及び特定保守管理医療機器を譲受け又は販売等したときは、次の事項を書面に記載する。

☆品名　　☆数量　　☆製造番号又は製造記号

☆譲受け又は販売等の年月日　　　☆相手方の氏名及び住所

○交付された製造販売業許可証を主たる機能を有する事務所の見やすい場所に掲示する。

○設置管理医療機器については、設置管理基準書を作成して設置管理医療機器の販売等又は中古品の販売等若しくは修理の通知を受けたときに、その相手方に設置管理基準書を交付し、交付の記録を作成の日から15年間保存する。

その他、総括製造販売責任者の権限の明確化、法令に適合した製造・品質管理及び製造販売後安全管理に関する業務の実施を確保する体制の整備、従業者の法令遵守の指針の作成等の措置、これらの措置内容の記録と保存についても令和3年8月から義務付けられている（薬機法第23条の2の15の2）。

3　修理業の許可

> 医療機器を修理するのにも手続きが必要なの？

3.1　修理とは

　薬機法において医療機器の修理とは、故障、破損、劣化等の箇所を本来の状態・機能に復帰させること（当該箇所の交換を含む）をいうものであり、故障等の有無にかかわらず、解体の上点検し、必要に応じて劣化部品の交換等を行なうオーバーホールも修理に含まれる。この修理を業として行なうには、事業所ごとに都道府県知事の許可を受けなければならない。

　ただし、医療機器の清掃、校正（キャリブレーション）、消耗部品の交換等の保守点検は修理には含まれず、修理業の許可は不要である。なお、修理業者を紹介する行為のみを行なうことは原則として修理業の許可は必要ない。ただし、修理業務の全部を他の修理業者等に委託して実際の修理を行なわない場合であっても、医療機関等と修理の契約を行なった者については、修理された医療機器の安全性等について責任を有するものであり、修理業の許可が必要である。

　医療機器の仕様の変更のような「改造」は修理の範囲を超えるものである。例えば機能が追加されるようなバージョンアップを行なうことはこれに該当する（単なるバグフィックスのみのバージョンアップは含まれない）ので修理業者が行なうことはできない。

3.2　製造業者自身による修理

　医療機器の製造業者が、自ら製造をした医療機器を修理する場合で、以下の要件を満たしているときは修理業の許可は不要である。その要件とは、その医療機器の製造販売届書・認証書・承認書の「製造販売する品目の製造所」欄に製造工程が原則として「主たる組立等」である製造所の記載がされており、かつ、承認整理等がなされていないことである。

3.3　修理業の許可区分

　修理業の許可は、修理する物及びその修理の方法に応じた区分に従った許可区分が定められているので、修理する医療機器に該当する修理区分の許可を受けなければならない。

　修理区分は医療機器の種類により9種類に分けられており、さらにそれぞれについて特定保守管理医療機器であるかそうでないかにより2種類に分けられるので次表のように18種類の修理区分となる。

	特定保守管理医療機器の区分	特定保守管理医療機器以外の区分
画像診断システム関連	特管第一区分231	非特管第一区分38
生体現象計測・監視システム関連	特管第二区分270	非特管第二区分62
治療用・施設用機器関連	特管第三区分170	非特管第三区分181
人工臓器関連	特管第四区分86	非特管第四区分76
光学機器関連	特管第五区分244	非特管第五区分178
理学療法用機器関連	特管第六区分80	非特管第六区分14
歯科用機器関連	特管第七区分61	非特管第七区分112
検体検査用機器関連	特管第八区分89	非特管第八区分26
鋼製器具・家庭用医療機器関連	特管第九区分0	非特管第九区分167

　医療機器の修理区分は通知（平成17年薬食発第0331008号）により一般的名称ごとに決められており、PMDAの医療機器基準ホームページ（https://www.std.pmda.go.jp/）の一般的名称検索ページなどで調べることができる。なお、表中の数字は各修理区分に該当する一般的名称数である（令和2年12月時点）。

3.4　修理業の許可要件

　修理業の許可を受けるためには以下の要件のすべてを満たしていなければならない。

①「申請者の欠格事項」への非該当

②責任技術者の設置

事業所ごとに、医療機器の修理を実地に管理するため、次のいずれかに該当する責任技術者が必要である。

○医療機器の修理又は製造の業務に3年以上従事した後、厚生労働大臣の登録を受けた者（公益財団法人医療機器センター、公益財団法人総合健康推進財団）が行なう基礎講習（医療機器修理責任技術者基礎講習）を修了した者（薬機法施行規則第188条第2号イ該当、非特管区分のみの修理の場合）

○基礎講習を修了した後、厚生労働大臣の登録を受けた者（公益財団法人医療機器センター）が行なう、修理する医療機器が該当する修理区分の専門講習（医療機器修理責任技術者専門講習）を修了した者（同条第1号イ該当、特管区分の修理も行なう場合）

一つの事業所で複数の特管区分についての医療機器の修理を行なう場合、責任をもって複数の修理区分についての修理を実地に管理する体制が確保される限り、すべての修理区分についての資格を併有する1人の責任技術者を配置してもよく、資格要件の異なる区分ごとにそれぞれの資格要件を満たす責任技術者を配置してもよい。

なお、責任技術者は、当該事業所以外の場所で業として薬事に関する実務に従事する者であってはならない。

また、令和3年8月からは、責任技術者は、法令による義務を遵守してその課せられた業務を遂行するための能力と経験を有する者でなければならないこととなっている。

③事業所の構造設備

修理を行なう事業所の構造設備は、薬局等構造設備規則第5条で定められた基準に適合していなければならない。

医療機器の修理業の事業所の構造設備の基準は次のとおりである。

○構成部品等及び修理を行なった医療機器を衛生的かつ安全に保管するために必要な設備を有すること。

○修理を行なう医療機器の種類に応じ、構成部品等及び修理を行なった医療機器の試験検査に必要な設備及び器具を備えていること。ただし、当該修理業者の他の試験検査設備又は他の試験検査機関を利用して自己の責任において当該試験検査を行なう場合であって、支

障がないと認められるときは、この限りでない。

○修理を行なうのに必要な設備及び器具を備えていること。

○修理を行なう場所は、次に定めるところに適合するものであること。

　ア　採光、照明及び換気が適切であり、かつ、清潔であること。

　イ　常時居住する場所及び不潔な場所から明確に区別されていること。

　ウ　作業を行なうのに支障のない面積を有すること。

　エ　防塵、防湿、防虫及び防そのための設備を有すること。ただし、修理を行なう医療機器により支障がないと認められる場合は、この限りでない。

　オ　床は、板張り、コンクリート又はこれらに準ずるものであること。ただし、修理を行なう医療機器により作業の性質上やむを得ないと認められる場合は、この限りでない。

　カ　廃水及び廃棄物の処理に要する設備又は器具を備えていること。

○作業室内に備える作業台は、作業を円滑かつ適切に行なうのに支障のないものであること。

3.5　修理業の許可申請

　医療機器修理業の許可申請は次ページの様式の許可申請書（青字は記載例）を修理を行なう事業所の所在地の都道府県の薬務担当窓口に提出することによって行なう。

　実際には、FD申請ソフトにより記載例のように入力して印刷することにより申請書類が作成されるので、それをCD-ROM等に出力した電子データ及び添付書類と併せて申請窓口に提出する。申請手数料は申請先の指示に従って支払う。

医療機器修理業許可申請書

事業所の名称			○○○○医療器修理センター	
事業所の所在地			東京都文京区湯島○○○○○	
特定保守管理医療機器に係る修理区分			第五区分（光学機器関連）	
特定保守管理医療機器以外の医療機器に係る修理区分			第三区分（治療用・施設用機器関連） 第五区分（光学機器関連）	
事業所の構造設備の概要			別紙のとおり	
責任技術者	氏　名		責任修理	資格	薬機法施行規則第 188 条第 1 号イ（第五区分） 薬機法施行規則第 188 条第 2 号イ
	住　所		埼玉県川口市赤木 7-8-9	
申請者（法人にあつては、その業務を行う役員を含む。）の欠格条項	(1)	法第 75 条第 1 項の規定により許可を取り消されたこと	なし	
	(2)	法第 75 条の 2 第 1 項の規定により登録を取り消されたこと	なし	
	(3)	禁錮以上の刑に処せられたこと	なし	
	(4)	薬事に関する法令で政令で定めるもの又はこれに基づく処分に違反したこと	なし	
備　考				

上記により、医療機器の修理業の許可を申請します。

　　　年　　　月　　　日

　　　　　　　住　所（法人にあつては、主たる事務所の所在地）
　　　　　　　東京都千代田区○○○○○町○○番地

　　　　　　　氏　名（法人にあつては、名称及び代表者の氏名）
　　　　　　　○○○○医療器株式会社
　　　　　　　代表取締役社長　医機　太郎　　㊞

都道府県知事　　　殿

　　　　　　　担当者名　医機花子
　　　　　　　連絡先電話番号　03-1234-5678
　　　　　　　業者コード　999999-002

（注）　この様式は令和 3 年 8 月より前の申請の場合であり、以後の申請の場合では、責任役員の氏名の記載が必要となる、欠格条項の項目が追加されるなどの変更がある。

　事業所の構造設備の概要欄は「別紙のとおり」と記載し、別紙として次の様式の構造設備の概要の一覧表（青字は記載例）により記載する。

構造設備の概要の一覧表

1	事業所の概要			別紙1のとおり		
2	修理設備器具の概要			別紙2のとおり		
3 作業所の概要	a	延面積				60 m²
	b	廃水廃棄物処理設備の概要		排水：発生しない 廃棄物：産業廃棄物処理業者に委託		
	c 作業室	名　称		面　積		床面の種類
		作業室　1 作業室　2		40 m² 20 m²		塩ビタイル WPC床材
4 保管設備の概要	構成部品等 修理を行った医療機器			構成部品 未修理品 修理完了品	面積	2.5 m² 3.5 m² 3.5 m²
	他の保管設備の利用の有無			㋑　利用しない ロ　利用する	理由	
5 他の保管設備の利用の状況	a	保管設備の名称				
	b	保管設備の所在地				
	c	保管設備の概要				
	d	保管設備の面積		構成部品 未修理品 修理完了品	面積	m² m² m²
6 試験検査設備器具の保有の状況	a	試験検査室の面積				15 m²
	b	試験検査設備器具の概要		別紙3のとおり		
	c	他の試験検査機関等の利用の有無		㋑　利用しない ロ　利用する	理由	
7 他の試験検査機関等の利用状況	a	試験検査機関等の名称				
	b	試験検査機関等の所在地				
	c	試験検査機関等の概要				
	d	試験検査室の面積				m²
	e	試験検査設備器具の概要				
8	備　考					

　「構造設備の概要の一覧表」の事業所の概要は事業所所在地の地図や事

業所の配置図・平面図などで示し、修理設備器具の概要は修理設備器具一覧表などに、試験検査設備器具の概要は試験検査設備器具一覧表などにしてまとめる。

　申請者の欠格条項の（1）欄から（4）欄には、当該事実がないときは「なし」と記入し、あるときは、（1）及び（2）欄についてはその理由及び年月日を、（3）欄についてはその罪、刑、刑の確定年月日及びその執行を終わり、又は執行を受けることがなくなった場合はその年月日を、（4）欄についてはその違反の事実及び違反した年月日を記入する。

　住所、氏名は登記事項どおりに本店（本社、主たる事務所）所在地、法人名、代表者名を記入して、印刷した申請書鑑に登記所に届出した代表者印を押印する。

　申請の際には、以下の書類を同時に提出しなければならない（過去に同一の書類を同一の申請先に提出している場合はその旨を記載することでよい）（薬機法施行規則第180条）。
①申請者が法人であるときは、登記事項証明書
②責任技術者の資格を証する書類（講習会修了証など）
③申請者自身又は申請者が法人の場合はその役員以外の者がその事業所の責任技術者であるときは、雇用契約書の写しその他申請者のその責任技術者に対する使用関係を証する書類
④申請者（申請者が法人であるときは、その業務を行なう役員）が麻薬、大麻、あへん若しくは覚醒剤の中毒者又は精神の機能の障害によりその業務を適正に行なうに当たって必要な認知、判断及び意思疎通を適切に行なうことができない者、のいずれにも該当しないことの疎明書（本人又は法人代表者の宣誓書など）又は医師の診断書（令和3年7月まで）。
⑤その他、他の保管設備や他の試験検査機関を利用する場合にその契約書（写）など、申請先都道府県により必要とされる書類も併せて添付する。

　申請書類及び事業所への原則として実地調査などの審査を経て申請が許可されると、申請者に医療機器修理業許可証が交付される。

3.6　修理業の許可更新申請

　修理業の許可の有効期間は5年間なので、引き続き修理業を継続しようとする場合は、有効期間の終期が近づいたら、有効期間内に許可更新が完了するように許可更新申請が必要である。

　許可更新の申請は、FD申請ソフトにより必要事項を入力して、新規許可申請の場合と同様に申請書類と作成した電子データを申請窓口に提出する。

　提出時までに更新手数料の支払いも必要である。

　申請の際には修理業許可証（原本）を同時に提出しなければならない。

　許可更新にあたっても、原則として当該事業所への実地調査などが行なわれ、申請が許可されると申請者に新たな修理業許可証が交付される。

3.7　修理区分の追加・変更許可申請

　許可を受けた修理区分に別の修理区分を追加する場合、又は修理区分を変更する（許可済みの修理区分の1つ以上の廃止と同時に他の修理区分を追加すること）場合には、修理区分の追加・変更許可申請を行なってその許可を受けなければならない。

　修理区分の追加はFD申請ソフトの医療機器修理業修理区分追加許可申請書により、修理区分の変更は同様に医療機器修理業修理区分変更許可申請書により、必要事項を入力して印刷することにより申請書類が作成されるので、それをCD-ROM等に出力した電子データ及び添付書類と併せて申請窓口に提出する。申請手数料は申請先の指示に従って支払う。

　申請にあたっては許可証（原本）を添付しなければならない。また、責任技術者の資格要件を証する書類などが必要になることが多い。同時に責任技術者が変更される場合は、原則として別途に変更届が必要である。

3.8　許可事項の変更等の届出

　修理業者は、許可を受けた後に次の事項に変更があった場合は、変更後 30 日以内にその届出をしなければならない（薬機法施行規則第 195 条）。

○修理業者の氏名又は住所（登記事項証明書の添付が必要である。また、社名変更の場合は許可証の書換え申請も必要である）
○事業所の責任技術者の氏名又は住所（変更後の者について、雇用証明書等及び資格を証明する書類の添付が必要である）
○修理業者が法人であるときは、その業務を行なう役員の氏名（登記事項証明書等が必要な場合が多い）
○事業所の名称（許可証の書換え申請も必要である）
○事業所の構造設備の主要部分（構造設備の概要の一覧表による記載が必要である）
○修理区分の一部を廃止したとき（許可証の書換え申請も必要である）
○修理事業所の業務を廃止、休止又は休止した事業を再開したとき

　ただし、以下の場合は新たな許可申請が必要である。
◎修理を行なう事業所を移転又は全面改築する場合
◎個人から法人又は他の個人（相続など）への変更
◎合併等による法人格の変更

　実際の届書の作成は、FD 申請ソフト（医療機器修理業）の変更届・廃止届・休止届・再開届により作成し、必要事項を入力・印刷した書類と作成した電子データを申請窓口に提出することにより行なう。

3.9　修理業の責任技術者の義務

　責任技術者は保健衛生上支障を生ずるおそれがないように従業者を監督し、修理事業所の構造設備及び医療機器その他の物品を管理し、その他事業所の業務について必要な注意をしなければならない（薬機法第 40 条の 3）。また、令和 3 年 8 月からは、修理の管理を公正かつ適正に行な

うために、必要な場合には修理業者に対して書面により必要な意見を述べることなどの義務を課されている。

3.10 修理業者の遵守事項

修理業者には、以下の義務が課せられている（薬機法施行規則第190条ほか）。

○ 責任技術者の意見の尊重

責任技術者が法令に基づく義務として述べる意見を尊重する。また、令和3年8月からは意見に関して取った措置又は措置を取らなかった場合はその理由を記録・保存することも義務付けられている。

○ 記録の作成

責任技術者は、修理及び試験に関する記録その他当該事業所の管理に関する記録（継続的研修の受講、中古医療機器の修理における製造販売業者への通知などを含む）を作成し、これを3年間（有効期間の記載が義務付けられているものは有効期間＋1年）保管する。

○ 手順書の作成とそれに基づく修理等

事業所ごとに業務案内書及び修理手順書を作成し、それに基づいて適正に修理を行なう。ただし、非特管区分のみの修理事業所は適用除外されている。

○ 苦情処理

修理した医療機器の品質等に関して苦情があったときは、その苦情が自らに起因するものでないことが明らかな場合を除き、責任技術者は苦情の原因を究明し、修理の作業管理・品質管理に改善が必要な場合には、所要の措置を講じるとともに、苦情内容、原因究明結果、改善措置内容を記録しそれを3年間保存する。

○　回収処理

修理した医療機器の品質等に関する理由により回収を行なったときは、その回収に至った理由が自らに起因するものでないことが明らかな場合を除き、責任技術者は回収に至った原因を究明し、修理の作業管理・品質管理に改善が必要な場合には、所要の措置を講じるとともに、苦情内容、原因究明結果、改善措置内容を記録しそれを3年間保存する。また、回収した医療機器は区分して一定期間保管した後、適切に処理する。

○　教育訓練の実施

責任技術者は、作業員に対する医療機器の修理に係る作業管理及び品質管理に関する教育訓練を実施する。ただし、非特管区分のみの修理事業所は適用除外されている。

○　製造販売業者への通知等

医療機器の修理（軽微なものを除く）をしようとする時は、あらかじめ当該医療機器の製造販売業者に通知し（機器を使用する者の生命又は身体を保護するため緊急やむを得ない場合その他の正当な理由がある時は、修理後速やかに通知してもよい）、当該製造販売業者から、修理に関する注意事項について指示を受けた場合は、それを遵守する。

○　医療機器への修理業者名の表示

修理した医療機器又はその直接の容器若しくは被包に修理業者名及び住所並びに修理年月日を記載する。

○　修理内容の修理依頼者への通知

修理依頼者に対し、修理の内容を文書（電子メールなどでもよい）により通知する。ただし、非特管区分のみの修理事業所は適用除外されている。

○　不具合等の製造販売業者への報告

修理した医療機器について、当該医療機器の不具合等によると疑われ

る疾病、障害若しくは死亡又は感染症の発生を修理業者が知り、保健衛生上の危害の発生又は拡大を防止するため必要があると認めるときは、当該医療機器の製造販売業者にその旨を通知する。

○　設置管理

設置管理医療機器については、製造販売業者から交付された設置管理基準書に従って、必要な知識・経験のある者が適正に設置の管理を行なう。設置を他に委託する場合は、設置の報告を含む契約を結び、設置管理基準書を交付する。また、設置管理の実施、教育訓練の実施、設置管理基準書の交付については、その記録を作成日から15年間保存する。

○　修理責任技術者の継続的研修

責任技術者は厚生労働大臣に届出を行なった者が行なう継続的研修を毎年度ごとに受講する。

継続的研修の実施機関　一般社団法人日本画像医療システム工業会
　　　　　　　　　　　　一般社団法人日本医療機器テクノロジー協会
　　　　　　　　　　　　公益財団法人総合健康推進財団
　　　　　　　　　　　　一般社団法人日本歯科商工協会
　　　　　　　　　　　　一般社団法人日本ホームヘルス機器協会
　　　　　　　　　　　　　　　　　　　　　　　　など12機関

○　許可証の掲示

交付された修理業の許可証を事業所の見やすい場所に掲示する。

○　適正使用情報の提供等

医療機器を一般に購入・使用等する者に対して、その適正な使用のために必要な情報を提供するよう努める。

その他、責任技術者の権限の明確化、法令に適合した業務の実施を確保する体制の整備、従業者の法令遵守の指針の作成等の措置、これらの措置内容の記録と保存についても令和3年8月から義務付けられている（薬機法第40条の3）。

4　販売業・貸与業の許可等

> 医療機関や消費者に医療機器を提供するための手続きは？

4.1　医療機器の種類による販売業・貸与業の手続き

　医療機器の販売業・貸与業を行なうためには、販売・貸与する医療機器の種類によって必要な手続きが異なる。

　医療機器のうち特定保守管理医療機器以外の一般医療機器のみを販売・貸与する場合は、事業を行なうにあたって遵守しなければならない事項があるのみで、事業を始めるにあたって特段の手続きは不要である（従ってこの場合は「販売・貸与業者の遵守事項」以外は読み飛ばしてよい）。

　さらに特定保守管理医療機器以外の管理医療機器も販売・貸与する場合は、あらかじめ営業所ごとに、その所在地の市長・区長（営業所が保健所設置市内又は東京23区内にある場合）又は都道府県知事（営業所がそれ以外にある場合）に必要事項を届出なければならない。

　それ以外の医療機器（特定保守管理医療機器及び／又は高度管理医療機器）も販売・貸与する場合は、営業所ごとに、その所在地の市長・区長（営業所が保健所設置市内又は東京23区内にある場合）又は都道府県知事（営業所がそれ以外にある場合）から医療機器販売・貸与業の許可を受けなければならない。

　取り扱う医療機器の種類と販売・貸与する場合の必要な手続きについて、以上をまとめると次のようになる。

	特定保守管理医療機器	それ以外の医療機器
一般医療機器	許可	手続き不要
管理医療機器	許可	届出
高度管理医療機器	許可	許可

　なお、実際には医療機器の陳列その他の管理を行なわないファイナンスリース取引のみを行なう事業者は貸与業の対象とならない。

　特定の営業所に属して一体的に管理されている場合を除いて、分置倉庫や配送センターも、許可・届出営業所を経由せず医療機器を直接出荷する場合は、許可・届出が必要である。また、販売等の目的で陳列・展示を行なうショールームや、百貨店・公民館等の場所の一部を賃貸して一時的又は一定期間で移動する出張販売の会場も許可・届出の対象である。

　インターネット等で通信販売する場合（プログラムを含む）は、販売契約する営業所や商品を発送する営業所（ダウンロード販売のサーバー設置場所は含まない）は許可や届出が必要である。

　これらの手続きについて、FD申請ソフトやDWAPは対象外であり、業者コード登録票の提出も必要ない。なお、一部の自治体においては電子申請を行なうことができるものがあるので、該当する場合は利用するとよい。

4.2　販売・貸与業者となるための要件

　医療機器（特定保守管理医療機器ではない一般医療機器を除く）の販売・貸与業者となるためには、以下の要件のすべてを満たさなければならない。

① **欠格事項**（販売・貸与業の許可申請を行なう場合のみ）

　「申請者の欠格事項」のいずれにも該当しないことが必要である。

② **営業所管理者**

　販売等を実地に管理するために、営業所ごとに販売・貸与を行なう医療機器の種類に応じて必要な資格要件を満たす営業所管理者が置かれていなければならない。なお、管理医療機器として指定家庭用管理医療機器のみを販売・貸与する営業所の場合には営業所管理者の設置は不要である。

　以下の者は、取り扱う医療機器の種類に関係なく営業所管理者の資格

要件を満たしているとみなされている。

　○医師、歯科医師又は薬剤師の免許取得者

　○第一種又は第二種医療機器製造販売業の総括製造販売責任者の要件を満たす者

　○医療機器の製造業の責任技術者の要件を満たす者（一般医療機器のみを製造する製造業の責任技術者を含む）

　○医療機器の修理業（非特管区分を含む）の責任技術者の要件を満たす者

　なお、令和3年8月からは、営業所管理者は、法令による義務を遵守してその課せられた業務を遂行するための能力と経験を有する者でなければならないこととなっている。

③　営業所の構造設備

　販売・貸与業の営業所の構造設備は、薬局等構造設備規則第4条で定められた基準に適合していなければならない。その基準は以下のとおりであるが、プログラムのダウンロード販売のみを行なう営業所は、取り扱う医療機器が無体物なので基準が適用除外されている。

　○採光、照明及び換気が適切であり、かつ、清潔であること。

　○常時居住する場所及び不潔な場所から明確に区別されていること。

　○取扱品目を衛生的に、かつ、安全に貯蔵するために必要な設備を有すること。

4.3　営業所管理者の資格要件

　販売等することができる医療機器の種類の違いにより、営業所管理者には以下のような種類があり、その資格要件もそれぞれ異なっている。

①　高度管理医療機器等営業所管理者

　販売等することができる医療機器の種類に制限はない。

　資格要件を満たすのは、高度管理医療機器（指定視力補正用レンズ等及びプログラム高度管理医療機器のみである場合を除く）及び／又は特定保守管理医療機器の販売等に関する業務に3年以上従事した後、厚生

労働大臣の登録を受けた者が行なう基礎講習を修了した者、である。

②　指定視力補正用レンズ等営業所管理者

　販売等することができる医療機器は、指定視力補正用レンズ等及び特定管理医療機器すべてである。なお、「指定視力補正用レンズ等」とは、以下の一般的名称に該当するコンタクトレンズのことであり、一般的なコンタクトレンズのことである。
　　　☆再使用可能な視力補正用色付コンタクトレンズ
　　　☆再使用可能な視力補正用コンタクトレンズ
　　　☆単回使用視力補正用コンタクトレンズ
　　　☆単回使用視力補正用色付コンタクトレンズ
　　　☆再使用可能な非視力補正用色付コンタクトレンズ
　　　☆単回使用非視力補正用色付コンタクトレンズ
　資格要件を満たすのは、高度管理医療機器（プログラム高度管理医療機器のみの場合を除く）及び／又は特定保守管理医療機器の販売等に関する業務に1年以上従事した後、厚生労働大臣の登録を受けた者（公益財団法人医療機器センター）が行なう基礎講習（コンタクトレンズ販売営業所管理者講習会）を修了した者、である。

③　プログラム高度管理医療機器営業所管理者

　販売等することができる医療機器は、プログラム高度管理医療機器及びプログラム特定管理医療機器である。なお、「プログラム高度管理医療機器」とはプログラムのみ又はプログラムとその記録媒体のみからなる高度管理医療機器を、「プログラム特定管理医療機器」とは同様な特定管理医療機器のことである。
　資格要件を満たすのは、厚生労働大臣の登録を受けた者（一般社団法人日本ホームヘルス機器協会）が行なう基礎講習（医療機器の販売及び貸与営業所管理者講習会）を修了した者である。

④　特定管理医療機器営業所管理者

　販売等することができる医療機器は、すべての特定管理医療機器である。

資格要件を満たすのは以下のいずれかを満たす者である。

○高度管理医療機器（プログラム高度管理医療機器のみの場合を除く）及び／又は特定保守管理医療機器の販売等に関する業務に 1 年以上従事した後、厚生労働大臣の登録を受けた者が行なう基礎講習を修了した者

○特定管理医療機器（補聴器、家庭用電気治療器及びプログラム特定管理医療機器のみの場合を除く）の販売等に関する業務に 3 年以上従事した後、厚生労働大臣の登録を受けた者が行なう基礎講習を修了した者

⑤　補聴器営業所管理者

販売等することができる医療機器は補聴器である。なお、「補聴器」とは医療機器の類別が補聴器に該当する医療機器のことで、具体的には補聴器の語を含む一般的名称に該当する医療機器である。

資格要件を満たすのは、特定管理医療機器（家庭用電気治療器及びプログラム特定管理医療機器のみの場合を除く）の販売等に関する業務に 1 年以上従事した後、厚生労働大臣の登録を受けた者が行なう基礎講習を修了した者、である。

⑥　家庭用電気治療器営業所管理者

販売等することができる医療機器は家庭用電気治療器である。なお、「家庭用電気治療器」とは医療機器の類別が家庭用電気治療器に該当する医療機器のことで、具体的には以下の一般的名称及びそれらを含む組合せ家庭用治療器に該当する医療機器である。

家庭用低周波治療器	家庭用電位治療器
家庭用低周波治療器向け導子	家庭用電位治療器向け導子
家庭用超短波治療器	家庭用温熱治療器
家庭用短波ジアテルミー装置	家庭用電子針
家庭用高周波治療器	電気睡眠導入器
家庭用赤外線治療器	家庭用紫外線治療器
家庭用炭素弧光灯治療器	温灸・電気マッサージ組合せ家庭用医療機器

　資格要件を満たすのは、特定管理医療機器（補聴器及びプログラム特定管理医療機器のみの場合を除く。)の販売等に関する業務に1年以上従事した後、厚生労働大臣の登録を受けた者が行なう基礎講習を修了した者である。

⑦　プログラム特定管理医療機器営業所管理者

　販売等することができる医療機器はプログラム特定管理医療機器である。

　資格要件を満たすのは、厚生労働大臣の登録を受けた者（一般社団法人日本ホームヘルス機器協会）が行なう基礎講習（医療機器の販売及び貸与営業所管理者講習会）を修了した者である。

　①、④、⑤、⑥の基礎講習には以下のものがある。

　公益財団法人医療機器センターが行なう高度管理医療機器等・特定管理医療機器販売及び貸与営業所管理者講習会―①、④についてのもの

　公益財団法人総合健康推進財団が行なう医療機器販売・貸与管理者基礎講習―①、④、⑤、⑥についてのもの

　一般社団法人日本ホームヘルス機器協会が行なう医療機器の販売及び貸与営業所管理者講習会―①、④、⑤、⑥についてのもの

　③、⑦以外の基礎講習の受講申込みには従事経験証明書が必要である。

　これらのほか、検体測定室（平成26年医政発0409第4号厚生労働省医政局長通知によるもの）で使用する特定管理医療機器のみを販売等する検体測定室である営業所の営業所管理者は、検体測定室の運営責任者である看護師又は臨床検査技師も認められる。

　これらの各営業所管理者の種類と、その営業所で販売等できる医療機器の種類を一覧表にすると次ページのようになる。

医療機器の種類 営業所管理者の種類	高度管理医療機器と特定保守管理医療機器	指定視力補正用レンズ	プログラム高度管理医療機器	特定管理医療機器	補聴器	家庭用電気治療器	プログラム特定管理医療機器	検体測定室で使用する特定管理医療機器	特定保守管理医療機器を除く一般医療機器と指定家庭用管理医療機器
高度管理医療機器等営業所管理者	○	○	○	○	○	○	○	○	○
指定視力補正用レンズ等営業所管理者	×	○	×	○	○	○	○	○	○
プログラム高度管理医療機器営業所管理者	×	×	○	×	×	×	○	×	○
特定管理医療機器営業所管理者	×	×	×	○	○	○	○	○	○
補聴器営業所管理者	×	×	×	×	○	×	×	×	○
家庭用電気治療器営業所管理者	×	×	×	×	×	○	×	×	○
プログラム特定管理医療機器営業所管理者	×	×	×	×	×	×	○	×	○
検体測定室の運営責任者の看護師等	×	×	×	×	×	×	×	○	○
管理者なし	×	×	×	×	×	×	×	×	○

D　業許可手続き

4.4　販売業・貸与業の届出

　特定保守管理医療機器以外の管理医療機器の販売業・貸与業の届け出は以下の様式の届出書（青字は記載例）を、販売等を行なう営業所の所在地の市（保健所設置市内の場合）・区（東京 23 区内の場合）・都道府県（それ以外の場合）の薬務担当窓口に提出することによって行なう。ただし、販売等する管理医療機器の一般的名称が電子体温計、男性向け避妊用コンドーム及び女性向け避妊用コンドームのみである場合は届出が免除されている（平成 15 年政令第 535 号附則第 8 条、平成 17 年厚生労働省告示第 82 号）。

管理医療機器 販売業 届書
貸与業

営業所の名称		○○○○医療器羽田配送センター
営業所の所在地		東京都大田区羽田空港 5-6-7　　○○ビル 5 階
管理者	氏　名	管理太郎
	住　所	東京都大田区萩上 5-6-7
営業所の構造設備の概要		別紙のとおり
兼営事業の種類		なし
備考		取扱医療機器：管理

　上記により、管理医療機器の 販売業 の届出をします。
　　　　　　　　　　　　　　　貸与業

　　　　　住　所（法人にあつては、主たる事務所の所在地）
　　　　　　　東京都千代田区○○○○町○○番地

　　　　　氏　名（法人にあつては、名称及び代表者の氏名）
　　　　　　　○○○○医療器株式会社
　　　　　　　代表取締役社長　医機　太郎　　　㊞

　都道府県知事
　保健所設置市市長　　　殿
　特別区区長

（注）　この様式は令和 3 年 8 月より前の申請の場合であり、以後の申請の場合では、責任役員の氏名の記載が必要となるなどの変更がある。

　販売と貸与の別については、販売のみの場合は届出書の2箇所の「貸与業」を「貸与業」のように2重取消線を引くか「販売業」のみを印字し、貸与のみ行なう場合はその逆にする。

　管理医療機器として指定家庭用管理医療機器のみ販売等する場合は、管理者欄の記載は不要である。

　営業所の構造設備の概要については、営業所の配置図（ビル内に営業所がある場合など）、平面図などを別紙として記載する。プログラム医療機器のダウンロード販売のみである営業所の場合は空欄でよい。

　備考欄には、販売等を行なう管理医療機器の種類を、「補聴器」、「電気治療器」、「プログラム（管理）」、「家庭用」（指定家庭用管理医療機器の場合）、「検体」（検体測定室用医療機器の場合）、「管理」（それ以外の医療機器の場合）のうちから、該当するものを記載する。

　管理者欄に記載のある届出書の提出にあたっては、その管理者の資格を証明する書類（基礎講習の修了証、卒業証明書、薬剤師免許証など）を添付しなければならない。

　住所、氏名は登記事項どおりに本店（本社、主たる事務所）所在地、法人名、代表者名を記入して、登記所に届出した代表者印を押印する。

　届出書は営業所ごとに届け出ることが原則であるが、期限付きで展示会場を移転する形態で管理医療機器の販売等を行なう場合、営業期間、営業所の名称、営業所の所在地、営業管理者の氏名、住所、貯蔵場所の有無等を記載した、以下のような期限付き営業リストを添付することで、一度に複数の展示会場を届け出ることもできる。

期限付き販売業・貸与業　期限付き営業リスト

No.	営業期間	営業場所の名称	営業場所の所在地	営業所管理者 氏名	住所	資格	貯蔵場所の有無	備考
1	○.△〜○.△	○公民館△室	○県○市△	元気太郎 Tel090-00000	○県△市△	第175条第1項第2号	有・無	
2	.〜.						有・無	
3	.〜.						有・無	

　なお、薬局、医薬品の販売業の店舗若しくは営業所、再生医療等製品の販売業の営業所は、この届出を行なったとみなされるので、前記届出書を改めて提出する必要はない。ただし、販売・貸与する医療機器の種類に応じた要件を満たす営業所管理者がいなければならない。

4.5　販売・貸与業の許可申請

　高度管理医療機器等の販売業・貸与業の許可申請は、営業所ごとに次ページの様式の許可申請書（青字は記載例）を、販売等を行なう営業所の所在地の市（保健所設置市内の場合）・区（東京23区内の場合）・都道府県(それ以外の場合)の薬務担当窓口に提出することによって行なう。

　販売と貸与の別については、販売のみの場合は届出書の2箇所の「貸与業」を「~~貸与業~~」のように2重取消線を引くか「販売業」のみを印字し、貸与のみ行なう場合はその逆にする。

　営業所の構造設備の概要については、営業所の配置図（ビル内に営業所がある場合など）、平面図などを別紙として記載する。プログラム医療機器のダウンロード販売のみ販売等する営業所の場合は空欄でよい。

　申請者の欠格事項の（1）欄から（4）欄までには、当該事実がないときは「なし」と記載し、あるときは、（1）及び（2）欄はその理由及び年月日を、（3）欄はその罪、刑、刑の確定年月日及びその執行を終わり、又は執行を受けることがなくなった場合はその年月日を、（4）欄はその違反の事実及び違反した年月日を記載する。

　備考欄には、販売等を行なう高度管理医療機器等の種類を、「コンタクト」（指定視力補正用レンズ等の場合）、「プログラム（高度）」、「高度」（指定視力補正用レンズ等及びプログラム高度管理医療機器以外の高度管理医療機器及び／又は特定保守管理医療機器の場合）のうちから、該当するものを記載する。

　住所、氏名は登記事項どおりに本店（本社、主たる事務所）所在地、法人名、代表者名を記載し、登記所に届出した代表者印を押印する。

高度管理医療機器等 販売業／貸与業 申請書

営業所の名称		○○○○医療器東京営業所
営業所の所在地		東京都文京区本郷○○○　△△ビル2階
営業所の構造設備の概要		別紙のとおり
管 理 者	氏　　名	管理花子
	住　　所	東京都台東区○○ 1-2-3
兼営事業の種類		医薬品卸売販売業
申請者（法人にあつては、その業務を行う役員を含む。）の欠格条項	(1) 法第75条第1項の規定により許可を取り消されたこと	なし
	(2) 法第75条の2第1項の規定により登録を取り消されたこと	なし
	(3) 禁錮以上の刑に処せられたこと	なし
	(4) 薬事に関する法令で政令で定めるもの又はこれに基づく処分に違反したこと	なし
備　　考		取扱医療機器：高度

上記により、高度管理医療機器等の 販売業／貸与業 の許可を申請します。

住　所（法人にあつては、主たる事務所の所在地）
東京都千代田区○○○○町○○番地

氏　名（法人にあつては、名称及び代表者の氏名）
○○○○医療器株式会社
代表取締役社長　医機　太郎　　㊞

都道府県知事
保健所設置市市長　　　殿
特別区区長

（注）　この様式は令和3年8月より前の申請の場合であり、以後の申請の場合では、責任役員の氏名の記載が必要となる、欠格条項の項目が追加されるなどの変更がある。

　申請の際には以下の書類を同時に提出しなければならない（過去に同一の書類を同一の申請先に提出している場合はその旨を記載することでよい）（薬機法施行規則第160条）。

①申請者が法人であるときは、登記事項証明書

②営業所管理者の資格を証する書類（基礎講習の修了証、卒業証明書、薬剤師免許証など）

③申請者自身又は申請者が法人の場合はその役員以外の者がその営業所管理者であるときは、雇用契約書の写しその他申請者のその営業所管理者に対する使用関係を証する書類

④申請者（申請者が法人であるときは、その業務を行なう役員）が麻薬、大麻、あへん若しくは覚醒剤の中毒者又は精神の機能の障害によりその業務を適正に行なうに当たって必要な認知、判断及び意思疎通を適切に行なうことができない者であるかどうかの診断書（令和3年8月以降は必要な場合のみ）

　申請書類及び営業所への原則として実地調査などの審査を経て申請が許可されると、申請者に医療機器販売・貸与業許可証が交付される。

4.6　販売・貸与業の許可更新申請

　販売・貸与業の許可の有効期間は6年間なので、引き続き事業を継続しようとする場合は、有効期間の終期が近づいたら、有効期間内に許可更新が完了するように許可更新申請が必要である。

　許可更新の申請は、許可更新申請書及び販売・貸与業許可証（原本）を申請窓口に提出することにより行なう。提出時までに更新手数料の支払いも必要である。

　許可更新にあたっても、原則として当該営業所への実地調査などが行なわれ、申請が許可されると申請者に新たな許可証が交付される。

4.7　許可・届出事項の変更等の届出

　販売・貸与業者は、営業所の届出事項に変更があったとき（管理者の

変更の場合にはその資格を証する書類、構造設備の変更の場合には図面等が必要である場合が多い）、若しくは営業所の業務を廃止、休止若しくは休止した事業を再開したとき、又は許可を受けた事業者に以下の変更があったときには、それぞれ変更後30日以内にその変更の届出をしなければならない（薬機法施行規則第174条ほか）。

○販売・貸与業者の氏名及び住所（登記事項証明書などの添付が必要。また、社名変更の場合は許可証の書換え申請も必要である）

○営業所の名称（許可証の書換え申請も必要である）

○法人であるときは、その業務を行なう役員の氏名（登記事項証明書などが必要な場合が多い）

○営業所管理者の氏名及び住所（変更後の者について、その資格を証明する書類及び雇用証明書等の添付が必要である）

○販売業・貸与業の別

○構造設備の主要部分（平面図等の記載が必要である）

○営業所の業務を廃止、休止又は休止した事業を再開したとき

　ただし、以下の場合は新たな許可申請又は届書の提出が必要である。

◎営業所の移転又は全面改築の場合

◎個人から法人又は他の個人（相続など）への変更

◎合併等による法人格の変更

　これらの届出は、変更届・廃止届・休止届・再開届を市区都道府県の申請窓口に提出することにより行なう。

4.8　販売業・貸与業の営業所管理者の義務

　営業所管理者には以下のことを行なう義務がある（薬機法第40条ほか）。

☆保健衛生上支障を生ずるおそれがないように従業者を監督し、営業所の構造設備及び医療機器その他の物品を管理し、その他営業所の業務について必要な注意をしなければならない。

☆保健衛生上支障を生ずるおそれがないように、その営業所の業務について、販売業者に対して書面により必要な意見を述べなければならな

い（「書面」の規定は令和3年8月から義務化）。

☆営業所管理者は、原則として、その管理する営業所以外の場所で業として薬事に関する実務に従事していてはいけない。例えば、その営業所の専用倉庫である他の営業所の営業所管理者を兼務するなどは認められるが、許可営業所の場合にはその許可権者（市・区長又は都道府県知事）から兼務の許可を受けなければならない。

4.9　販売・貸与業者の遵守事項

販売・貸与業者には、以下の事項などの義務（一部は努力義務）が課せられている（薬機法第40条、同施行規則第164〜173・175条ほか）。これらの義務は、説明の中で特にことわっていない限り、一般医療機器の販売・貸与業者を含むすべての販売・貸与業者に課せられているものである。

○　営業所管理者の意見の尊重

医療機器の販売・貸与業者は、営業所管理者が必要と認めて述べた意見を尊重する。また、令和3年8月からは意見に関して取った措置又は措置を取らなかった場合はその理由を記録・保存することも義務付けられている。

○　営業所管理者の継続的研修

営業所管理者は厚生労働大臣に届出を行なった者が行なう継続的研修を毎年度ごとに受講する。ただし、特定管理医療機器の営業所管理者の受講については努力義務である。

継続的研修の実施機関　　一般社団法人日本医療機器販売業協会

一般社団法人日本コンタクトレンズ協会

一般社団法人日本ホームヘルス機器協会

一般社団法人日本歯科商工協会

公益財団法人総合健康推進財団

一般社団法人日本画像医療システム工業会

公益社団法人日本薬剤師会

　　　　　　公益社団法人日本眼科医会　　など12機関

○　**業務管理帳簿の記載**

　営業所管理者（管理者の設置義務がない営業所の場合は適切な者が行なう。以下本節において同じ。）は以下の事項について営業所に備えた帳簿（クラウドの利用等を含む）に記載し、最終の記載日から6年間保存する。

　　☆継続的研修の受講状況
　　☆営業所における品質確保の実施状況
　　☆苦情処理、回収処理その他不良品の処理の状況
　　☆営業所の従業者の教育訓練の実施状況
　　☆その他営業所の管理に関する事項

○　**譲受け及び譲渡に関する記録の作成と保存**

　医療機器（プログラムを含む）を譲り受けたとき、及びそれらを販売等したときは、営業所において以下の事項を記録し（クラウドの利用等を含む）、記載の日から3年間（特定保守管理医療機器については原則として15年間）保存する。ただし、高度管理医療機器及び特定保守管理医療機器以外の場合は、努力義務である。

　　☆品名
　　☆数量
　　☆製造番号又は製造記号（一般消費者等への販売等の場合はこの項目
　　　の記録の義務はないが、回収の対応等のため、記録しておくことが
　　　望ましい）
　　☆譲受け又は販売等の年月日
　　☆譲渡人又は譲受人の氏名及び住所

○　**販売等する医療機器の品質の確認**

　適正な方法により、医療機器に被包の損傷その他の瑕疵がないことを確認するなど、医療機器の品質を確保する。

○　プログラムのインターネット販売時の販売業者名等の表示

ダウンロード販売など、プログラム医療機器のインターネットでの提供を広告する場合には、販売業者の名称及び住所、電話番号その他連絡先及びその他の必要な事項を表示する。

○　苦情処理

販売等した医療機器の品質等に関して苦情があったときは、その苦情が自らに起因するものでないことが明らかな場合を除き、営業所管理者はその原因を究明し、営業所の品質確保の方法に関し改善が必要な場合には、所要の措置を講じる。

○　回収処理

販売等した医療機器について、自らの陳列、貯蔵等に起因することが明らかな品質等に関する理由により回収を行なうときは、営業所管理者はその原因を究明し、営業所の品質確保の方法に関し改善が必要な場合には所要の措置を講ずるとともに、回収した医療機器を区分して一定期間保管した後、適切に処理する。

○　教育訓練の実施

営業所の従業者に対して、その取り扱う医療機器の販売等についての情報提供及び品質の確保に関する教育訓練を行なう。

○　中古品の販売時の製造販売業者への通知等

使用された医療機器を他に販売等しようとするとき（中古品を他の販売・貸与業者から購入等して別の販売・貸与業者に販売等する場合を除く）は、あらかじめ、その医療機器の製造販売業者に通知するとともに、製造販売業者から品質の確保その他の販売等にあたっての注意事項について指示を受けた場合は、それを遵守する。

○　不具合等の製造販売業者への報告

販売等した医療機器について、当該医療機器の不具合等によると疑われる疾病、障害若しくは死亡又は感染症の発生を販売・貸与業者が知り、

保健衛生上の危害の発生又は拡大を防止するために必要があると認めるときは、当該医療機器の製造販売業者にその旨を通知する。

○　設置管理

設置管理医療機器を他の販売・貸与業者に販売等するときには、その医療機器を購入等したとき交付された（中古品の場合はその通知時に製造販売業者から交付された）設置管理基準書を販売等先に交付する。

設置管理医療機器の設置については、設置管理基準書に従って、必要な知識・経験のある者が適正に設置の管理を行なう。設置を他に委託する場合は、設置の報告を含む契約を結び、設置管理基準書を交付する。また、設置管理の実施、教育訓練の実施、設置管理基準書の交付については、その記録を作成日から15年間保存する。

○　許可証の掲示

許可業者は交付された販売・貸与業の許可証を営業所の見やすい場所に掲示する。

○　適正使用情報の提供等

医療機器の有効性及び安全性に関する事項、その他特定保守管理医療機器の保守点検に関する情報を含む、医療機器の適正な使用のために必要な情報を医療関係者等に提供するよう努める。また、医療機器を一般に購入等する者に対しては、その適正な使用のために必要な情報を提供するよう努める。

その他、許可・届出販売業者等については、営業所管理者の権限の明確化、法令に適合した業務の実施を確保する体制の整備、従業者の法令遵守の指針の作成等の措置、これらの措置内容の記録と保存についても令和3年8月から義務付けられている。

E　医療機器の取扱い

1　法定表示と UDI

商品への表示に決まりはあるの？

1.1　法定表示

　販売（製造販売を含む）される医療機器には、医療機器自体又はその直接の容器・被包（製品の外箱や外装袋などのことで、最小販売単位の商品の中身がさらに小袋包装されているような包装—これは「内袋」といわれる—は対象外である）に以下に示す事項が記載されていなければならない（薬機法第 63 条ほか）。

①製造販売業者の氏名又は名称及び製造販売業務を行なう事務所の所在地
②外国製造医療機器特例承認・認証品目の場合はその承認・認証取得者の名称及び国名
③販売名及び一般的名称
④製造番号又は製造記号（ロット番号又はシリアル番号）
⑤高度管理医療機器、管理医療機器、一般医療機器の別
⑥特定保守管理医療機器にあってはその旨
⑦重量、容量又は個数等の内容量（コンドーム等指定されたもののみ）
⑧基本要件基準又は 42 条基準により、直接の容器等に記載するよう定められた事項
⑨使用の期限（有効期間のあるもののみ）
⑩単回使用の医療機器にあってはその旨（例えば「再使用禁止」など）
⑪歯科用金属の場合は金属組成の成分名及び分量
⑫生物由来製品、特定生物由来製品の場合は白地に黒枠・黒字で 生物 又は 特生物 の表示

　特定保守管理医療機器については、このうち①〜⑥の事項はその医療機器自体（例えば銘板など）に表示されていなければならない。

　これらはいずれも、見やすい場所に、読みやすく、日本語で表示されていなければならない。

1.2　UDI

　令和4年12月からは、使用段階においても医療機器のトレーサビリティーを確保することにより、安全性の強化やサプライ業務の効率化のため、個々の医療機器を識別するための表示が義務付けられている（薬機法第68条の2の5）。これはUDI（Unique Device Identification、機器固有識別）といわれるもので、商品アイテムごとの固有の（世界で1つの）商品識別コード、製造番号又は製造記号、使用期限年月日などをバーコードなどの自動読み取り可能な方法（Automatic Identification & Data Capture：AIDC）で表示するとともに、商品識別コードに対応した製品名等の商品情報を公開されたデータベースに登録しておくことを要求するものである。

　元々は日本の医療機器業界が民間主導で世界に先駆けてバーコードによる製品区別（医療材料商品コード・バーコード標準化ガイドライン：平成11年日本医療機器関係団体協議会）及び翌年の医療材料データベースの公開（財団法人医療情報システム開発センター）により実施していたものである。その後世界的に法制化が進み、日本では令和4年12月以前は通知（平成20年医政経発第0328003号）により指導されていた。

　AIDC表示については、制度の趣旨から広く使用されているものを使用すべきであり、一般にはGS1-128によるバーコード表示が、表示面積が小さい場合はGS1データマトリックスによる2次元バーコード表示が使われている。

GS1-128による表示例
〔使用期限：2020年10月20日〕
〔ロット番号：ABC123　　　　　〕

(01)04901234567894(17)201020(10)ABC123

商品識別コードは JAN コード（GTIN-13）などの GTIN（Global Trade Item Number、国際取引商品番号）が使用される。

GS1-128 などについては一般財団法人流通システム開発センターのホームページの GS1 ヘルスケアジャパン協議会（https://www.dsri.jp/gshealth/）の公開資料ページなどで関連情報を得ることができる。

2　注意事項等情報の提供

使用に際しての注意などの情報提供はどうするの？

2.1　添付文書と注意事項等情報

医療機器が効果的かつ安全に使用されるためには、使用方法、使用にあたっての注意、保守点検方法などの情報が不可欠である。このため、これらの情報を医療機器本体若しくはその容器・被包に記載するか又はこれらの情報を記載した文書（この文書を「添付文書」という）を添付しなければならないことになっている。

また、令和3年8月からは、一般消費者向け等の医療機器以外の医療機器については、添付文書に記載された情報を PMDA のホームページで公表する（この公表情報を「注意事項等情報」という）とともに、注意事項等情報にアクセスするための情報をバーコード（1次元又は2次元）でその医療機器の被包等に記載しなければならないこととなっている（この場合、添付文書は不要である。薬機法第63条の2、第68条の2ほか）。このため、製造販売業者はそのための体制整備も必要である（薬機法第68条の2の2）。

添付文書に記載する情報の記載項目及び記載順序は、原則として以下のとおりである。なお、その製品に該当しない項目を除く。
①作成又は改訂年月　　②承認番号等
③類別及び一般的名称等　④販売名
⑤警告　　　　　　　　⑥禁忌・禁止
⑦形状・構造及び原理等　⑧使用目的又は効果

⑨使用方法等　　　　　　⑩使用上の注意

⑪臨床成績　　　　　　　⑫保管方法及び有効期間等

⑬取扱い上の注意　　　　⑭保守・点検に係る事項

⑮承認条件　　　　　　　⑯主要文献及び文献請求先

⑰製造販売業者及び製造業者の氏名又は名称等

このうち⑩「使用上の注意」については、原則として以下の記載項目及び記載順序とする。

1) 使用注意（次の患者には慎重に適用すること）

2) 重要な基本的注意

3) 相互作用（他の医薬品・医療機器等との併用に関すること）

　(1) 併用禁忌（併用しないこと）

　(2) 併用注意（併用に注意すること）

4) 不具合・有害事象

　(1) 重大な不具合・有害事象　　(2) その他の不具合・有害事象

5) 高齢者への適用

6) 妊婦、産婦、授乳婦及び小児等への適用

7) 臨床検査結果に及ぼす影響

8) 過剰使用

9) その他の注意

2.2　注意事項等情報の届出と公表

　クラスⅣの医療機器については、その製造販売の開始時に、あらかじめ注意事項等情報の内容をPMDAに届け出なければならない（薬機法第68条の2の3）。また、届け出た内容を変更するときも、同様にPMDAへの届出が必要となっている。いずれの場合も届出後にはPMDAのホームページでもその内容が公表される。

　クラスⅠ～Ⅲの医療機器についても、令和3年8月以降は注意事項等情報のPMDAのホームページでの公表が必要となっている。

　なお、注意事項等情報の公表にあたっては、当該情報へのアクセスを容易にするために、注意事項等情報と商品識別コード（GTIN）とを紐

付けておくことも必要である。

　注意事項等情報の PMDA への届出又はホームページでの公表の手続きは、PMDA の ikw サイト（https://ikw.info.pmda.go.jp）からログインして行なうことができる。

　クラス I ～ III の医療機器で重要な注意事項等情報・添付文書（警告、禁忌・禁止、併用禁忌など）を変更する場合及びクラス IV の医療機器の注意事項等情報を変更する場合は、原則として事前に PMDA の医療機器品質管理・安全対策部での相談（無料）が必要とされている。

3　誇大広告等の禁止

> 宣伝広告にはどんなことに注意しなければならないの？

3.1　禁止される広告

　虚偽・誇大となる広告や承認・認証が必要であるにもかかわらず承認・認証を受けていない医療機器の名称、性能等を広告することは禁止されている（薬機法第 66 条、第 68 条）。これらに違反した場合には罰則が定められているほか、令和 3 年 8 月からは虚偽・誇大な広告を行なって医療機器を販売した場合には、その販売金額の 4.5％の課徴金を課すことができることとなっている（薬機法第 75 条の 5 の 2）。

　なお、薬機法の対象となる広告とは、以下のすべてに該当するものである。

○顧客を誘引する意図が明確である
○特定の医療機器の商品名が明らかにされている
○不特定多数の人が認知できる状態である

3.2　医薬品等適正広告基準

　医薬品や医療機器は人の健康に関わるものであることから、その広告についても適正に行なわれるよう、「医薬品等適正広告基準」が通知され

ている（平成 29 年薬生発 0929 第 4 号）。

　これにより、例えば以下の事項に反する広告は、法により禁じられている虚偽・誇大な広告と判断され得る。

○承認を受けた販売名又は一般的名称以外の名称を使用しない。誤認のおそれがなければ、略称・愛称や承認書に記載された種類名を名称として使用してもよい。
○製造方法について実際と異なる表現又は事実に反する認識を与えるおそれのある表現（「最高の技術…」など）をしない。
○効果、性能、安全性等について
　☆明示的・暗示的にかかわらず承認等の範囲内とする。効果等の二次的、三次的効果等の表現をしない。
　☆一般医療機器については、医学上認められている範囲とする。
　☆原材料、構造等について、事実に反する認識を与える広告をしない。（「誤操作の心配のない安全設計…」など）
　☆使用方法ついて、効果・安全性について事実に反する認識を与える広告をしない。（「使用法を問わず安全である」など）
　☆具体的効果・安全性を示して、それが確実であることを保証する表現をしない。（「安全性は確認済み…」など）
　☆効果・安全性について、最大級の表現（「世界一…」、「強力な…」など）をしない。「新発売」等は発売後 12 ヶ月間を目安とする。
　☆効果等の発現程度の表現は、医学上認められている範囲とする。
　☆本来の効果とは認められない表現（「…受験合格」など）による広告をしない。

　また、医薬品等適正広告基準では、医薬品や医療機器について消費者の使用を誤らせる、乱用を助長させる、又は信用を損なうなどのことがないよう、遵守すべき事項として以下のような事項が示されており、これに反する広告を行なった場合には行政指導などの対象となり得る。

○過量消費や乱用を助長する広告をしない。
○医家向けの医療機器について、医師・歯科医師等しか取り扱うことが

できないもの（設置管理医療機器など）を除いて、医療関係者以外の一般人を対象とした広告をしない。

○一般的に医師の診断・治療によらなければ治癒が期待できない疾患（糖尿病、高血圧など）について、医療関係者以外の一般人を対象とした広告には使用しない。

○使用にあたり注意を換起する必要があるものの広告には、その事項又は使用・取扱上の注意に留意すべきことを付記する。

○他を誹謗する広告をしない。

○医薬関係者等の推薦等を広告しない。（「厚生労働省認可」「特許」など、事実であってもこれに抵触する）

○過剰な懸賞、賞品等射幸心をそそる方法による広告をしない。賞品として医薬品を無償提供する広告をしない（家庭薬を見本に提供することは可）。医薬品・医療機器等の容器、被包等と引換えに医薬品を無償提供する広告をしない。

○不快、不安等の感じを与える表現をしない。

○テレビ、ラジオの提供番組等における広告については、提供番組等の中（つまりコマーシャルの中ではなく）でその出演者が特定の医療機器等の品質、効果等、安全性その他について言及し、又は暗示する行為をしないよう、また、子供向け提供番組においては、医療機器等について誤った認識を与えないようにしなければならない。

○医療機器について美容器具的又は健康器具的用法を強調する広告をしない。（バイブレーター等を運動不足解消や痩身目的のために用いる用法など）

4 市販後安全対策と不具合報告

製品で健康被害などがあったときどうするの？

4.1　安全性情報の収集・検討・提供

製造販売業者及び医療機関等に医療機器を販売・貸与する販売・貸与業者は、製造販売した又は販売・貸与した医療機器の有効性、安全性に

関する事項その他その適正な使用のために必要な情報を、GVPに従って、医療機関、関係の学会、行政機関、他の事業者、その他から収集し、検討し、必要な情報を販売・貸与業者、修理業者、医師等医療関係者に提供しなければならない（薬機法第68条の2の6）。

4.2　不具合報告

　医療機器の使用による危害の発生や拡大を防止するため、医療機器との関連が否定できない有害事象などのうち一定のものを国（PMDA）が一元的に収集し、必要な安全対策がなされている。このような情報は製造販売業者や医療機関から国内例で年間1万5千から2万件程度が報告されている。また、その医療機器が外国でも販売されている場合には、外国症例や外国での安全確保措置なども報告の対象となる。

　医療機器がその原因となって健康被害が生じるような、医療機器にとって望ましくない出来事は「不具合」といわれており、それは一般に以下のような原因があるといわれている。
○副作用：効果・効能を実現する上で、避けられないもので、例えばラテックス製品でのアレルギーなど
○製品の仕様上の問題：設計上の問題から生ずるもの（安全ロックがないなど）
○不良品：製造上、運搬上、保管上の問題により規格外等を生じたもの
○故障：一定期間後に動作不良等を生ずるもの
○取扱説明書等の不十分な記載：取扱説明書などの記載が不十分なため生じたもの（誤使用など）

4.3　製造販売業者からの報告

　製造販売業者は、製造販売した医療機器の不具合による有害事象があったことや健康被害には至らなかったものの健康被害が発生したかもしれない医療機器の不具合があったことなどを知った場合には、それが以下に示す表の左欄に示す場合には、製造販売業者がそれを知った日から

それぞれその右欄に示す期限内にPMDAに報告をしなければならない。

◎健康被害の発生のうち医療機器の不具合による影響との関連を否定できないもの

重篤度				使用上の注意等からの予測		報告期限
国内症例	死亡			発生予測不能		15日（第1号イ）
				発生予測可能		
	重篤	死亡以外	発生予測不能			15日（第1号ハ）
			発生予測可能	不具合の発生率をあらかじめ把握できるものとして厚生労働大臣が指定したもの		あらかじめ把握した不具合の発生率を上回ったもの：15日（第1号ニ）
						その他：定期報告（第3号イ）
				上記以外のもの		発生傾向を使用上の注意から予測することができない、又は発生傾向の変化が保健衛生上の危害の発生又は拡大のおそれを示すもの：15日（第1号ホ）
						その他：30日（第2号イ）
	非重篤			発生予測不能		定期報告（第3号ロ）
				発生予測可能		報告不要
外国症例	重篤	死亡	発生予測不能			15日（第1号ロ）
			発生予測可能	不具合の発生率をあらかじめ把握できるもの		あらかじめ把握した不具合の発生率を上回ったもの：15日（第1号ヘ）
						その他：報告不要
				上記以外のもの		30日（第2号イ）
		死亡以外	発生予測不能			15日（第1号ハ）
			発生予測可能	不具合の発生率をあらかじめ把握できるもの		あらかじめ把握した不具合の発生率を上回ったもの：15日（第1号ヘ）
						その他：報告不要
				上記以外のもの		30日（第2号イ）
	非重篤					報告不要

◎（実際の健康被害はなかったが）健康被害が発生するおそれのあった不具合の発生

	重篤度	使用上の注意等からの予測		報告期限
国内症例	重篤	発生予想不能		30 日（第 2 号ロ）
		発生予想可能	不具合の発生率をあらかじめ把握できるものとして厚生労働大臣が指定したもの	あらかじめ把握した不具合の発生率を上回ったもの 15 日（第 1 号ニ）
				その他　定期報告（第 3 号イ）
		上記以外のもの		30 日（第 2 号ロ）
	非重篤	発生予測不能		定期報告（第 3 号ハ）
		発生予測可能		報告不要
外国症例	重篤	発生予測不能		30 日（第 2 号ロ）
		発生予測可能	不具合の発生率をあらかじめ把握することができるもの	あらかじめ把握した不具合の発生率を上回ったもの 15 日（第 1 号ヘ）
				その他　報告不要
		上記以外のもの		30 日（第 2 号ロ）
	非重篤			報告不要

　このほか、医療機器による感染症の発生、外国での製品回収などの安全確保措置の実施（いずれも 15 日以内）、不具合発生率の増加や効果を否定するなどの研究報告があったとき（30 日以内）にも報告が必要である。（薬機法施行規則第 228 条の 20 第 2 項、表中かっこ内は同項中の該当号を示す）

　なお、「重篤」とは、死亡、障害、死亡・障害につながるおそれのある症例、入院若しくは入院期間の延長又はそれに準じる症例、後世代での先天性疾患・異常のことであり、「非重篤」はそれ以外である。

　「発生予測可能」とは、当該医療機器の使用上の注意等の注意事項等情報・添付文書にその不具合についての情報が記載されているもののことであり、「発生予測不能」とはそれ以外である。

　「定期報告」とは、その医療機器の承認等の日から 1 年ごとに、過去 1 年分をその後 2 ヶ月以内にまとめて報告するものである。

　これらの報告は、XML ファイルとして電子報告を行なうため、PMDA の ikw サイト（https://ikw.info.pmda.go.jp）から医療機器不具

合等報告 XML ファイル作成ツール、署名・暗号化ツールなどをダウンロードしておく必要がある。また、認証局（CA）から電子証明書を入手しておくことも必要である。報告は EDI（Electronic Data Interchange）又は PMDA の受付サイトからのファイルアップロードによる。これらについての必要な情報も ikw サイトで得ることができる。

また、XML ファイルの作成や PMDA への電子報告などの一連の業務をウェブの利用により行うサービスなども販売されているので、必要に応じて利用することもできる。

なお、紙の書類と電子データを提出することによる報告も認められているが、期限内に受理されるよう提出しなければならない。

PMDA に報告された症例については、その報告年度、性別、年齢（年代）、一般的名称、医療機器の状況、患者等の有害事象、転帰の一覧が PMDA のホームページで公表される。

4.4　医療機器安全性情報報告

業務上医療機器を取り扱う医師等の医療関係者は、医療機器の使用による影響と疑われる以下の健康被害又は健康被害が発生するおそれがあった不具合があった場合には、それを PMDA に報告するよう要請されている（薬機法第 68 条の 10 第 2 項）。これは医療機器安全性情報報告といわれる。

○死亡、障害、死亡・障害につながるおそれのある症例、入院若しくは入院期間の延長が必要となる症例
○上記に準じて重篤な症例
○後世代での先天性の疾患又は異常
○上記症例以外で軽微ではなく、かつ、当該医療機器の使用上の注意等の注意事項等情報・添付文書にその不具合についての記載がない未知の症例
○（実際の健康被害はなかったが）上記症例の発生のおそれがあった不具合
○（医療機器が感染源である）感染症

　医療機器安全性情報報告があった場合には、PMDA から関連する医療機器の製造販売業者にその情報が提供されるので、製造販売業者は必要に応じてその詳細を調査し、「4.3 製造販売業者からの報告」にある報告の必要がある事例であって既に報告済みでない場合には、製造販売業者は所定の期日内に改めて必要な報告を行なわなければならない。

5　回収報告

> 製品のリコールが必要
> なときはどうするの？

5.1　回収とは

　製造販売業者が、製造販売した医療機器を品質等の問題により自主回収（リコール）を始めた場合には、そのことを製造販売業の許可を受けた都道府県に報告しなければならない（薬機法第 68 条の 11）。製品の市場からの回収には薬機法に基づく回収命令によるものもあるが、ほとんどの回収が自主的に行なわれるものである。年間 500 件程度の回収報告がなされている。

　回収報告の対象となるのは以下のような場合となっている。
○**回収**：製造販売した医療機器を引き取ること。品質等に問題のない旧製品を引き上げる行為を除く。
○**改修**：他の場所に移動することなく、修理、改良、調整等を行なうこと。
○**患者モニタリング**：植込み医療機器で機器を患者から摘出することなく、患者の経過を観察すること。

　これに対し、以下の場合は回収報告の対象とはならない。
◎**在庫処理**：販売していない又は製造販売業者の管理下にあるものを引き取ること。
◎**現品交換**：保健衛生上の問題を生じないことが明らかで、一定範囲の当該製品以外に同様な瑕疵がないことが明らかな場合に、

　引き取り交換、修理、調整等すること。

5.2　回収情報

　回収に着手したときに報告する回収着手報告書に記載する事項は以下の項目である。

○回収者（製造販売業者名、代表者名、製造販売を行なう事務所の所在地、担当者名及び連絡先）

○一般的名称及び販売名、承認・認証・届出番号及び年月日

○製造販売業の許可番号及び年月日

○回収対象の数量・製造番号等

○回収の原因となった工程に責任を有する登録製造所の製造所名、登録番号及び年月日

○回収着手年月日

○回収方法（出荷時期、回収対象範囲、周知方法、回収先からの回収確認書等）

○回収終了予定日

○回収理由

○予想される健康被害の程度

○回収決定時点での健康被害の発生状況

　クラス I 回収の場合には概ね 1 ヵ月ごと、その他回収対象の大幅な増加、回収終了予定の大幅な遅延、回収着手時点では想定されなかった健康被害の発生のおそれなどが生じた場合には、その状況も報告しなければならない。回収の終了時には回収終了報告書を提出する。

5.3　回収のクラス分類

　回収の対象となる医療機器の使用により想定される健康被害のリスクの程度により、回収のクラス分類が定められている。医療機器のクラス分類とは逆に、クラス I が最も高リスクである。

クラスⅠ：その使用により、重篤な健康被害又は死亡の原因となり得る
　　　　　場合
クラスⅡ：クラスⅠ及びクラスⅡのいずれでもない場合
クラスⅢ：その使用によって健康被害の原因となるとはまず考えられな
　　　　　い場合

5.4　回収情報の公表

　回収が効果的になされるよう、回収の情報を公表しなければならない。このため、PMDA の ikw サイトにある回収情報テキストファイル作成テンプレートを使用して作成した回収の概要資料を回収着手報告とともに提出する。提出されたテキストファイルは PMDA の情報提供サイトにそのまま掲載される。

　テキストファイルの記載内容は以下のとおりである。
①資料作成年月日
②医薬品、医薬部外品、化粧品、医療機器又は再生医療等製品の別
③回収のクラス分類の別
④一般的名称及び販売名
⑤対象ロット、数量及び出荷時期
⑥製造販売業者の名称等
⑦回収理由
⑧危惧される具体的な健康被害
⑨回収開始年月日
⑩効能・効果又は用途等
⑪その他
⑫担当者及び連絡先
　また、クラスⅠ回収の場合及び回収先が特定されていない場合などには、原則としてプレスリリースが必要である。

小泉　和夫（こいずみ　かずお）

　厚生省（現厚生労働省）及び環境庁（現環境省）で医薬品、医療機器等の審査業務、農薬や化学品の安全対策業務などに従事した後、（財）医療機器センターで医療機器の開発支援や審査の業務を行なう。

　その後、日東電工（株）勤務を経て、（公財）医療機器センター専務理事。

　この間 ISOTC194 国内対策委員会委員、日本工業標準調査会（現日本産業標準調査会）適合性評価部会委員、医薬基盤研究所基礎的研究評価委員会委員、PMDA 医療機器の不具合評価体制に関する検討会委員などにも従事。

　その後は北里大学医療衛生学部非常勤教員など。現在は（株）シード研究開発本部顧問。

よくわかる医療機器の許認可申請

2021 年 1 月 21 日　第 1 刷発行

著者　小泉和夫

発行　株式会社薬事日報社
　　　〒 101-8648 東京都千代田区神田和泉町 1 番地
　　　TEL 03-3862-2141（代表）　　FAX 03-3866-8408
　　　　　ホームページ https://www.yakuji.co.jp/
　　　　　オンラインショップ https://yakuji-shop.jp/

印刷・製本　三報社印刷株式会社

Printed in Japan ISBN978-4-8408-1544-4